周围血管病中医小丛书

总主编　陈淑长　葛　芃

周围血管病名医学术思想与验案

主　编　葛　芃　迟景勋
编　委（按姓氏笔画排序）
　　　　王　军　王海珍　吕培文　刘　政
　　　　闫　英　吴玉泉　张　霞　陈朝晖
　　　　赵　欣　胡承晓　姜振英　徐旭英
　　　　陶树贵　曹烨民　韩　颐　霍　凤

中国中医药出版社
·北京·

图书在版编目（CIP）数据

周围血管病名医学术思想与验案 / 葛芃，迟景勋主编 .
—北京：中国中医药出版社，2018.6

（周围血管病中医小丛书）

ISBN 978-7-5132-3176-3

Ⅰ .①周…　Ⅱ .①葛…　②迟…　Ⅲ .①血管疾病—中医治疗法
Ⅳ .① R259.43

中国版本图书馆 CIP 数据核字（2016）第 020598 号

中国中医药出版社出版

北京市朝阳区北三环东路 28 号易亨大厦 16 层
邮政编码　100013
传真　010-64405750
三河市同力彩印有限公司印刷
各地新华书店经销

开本 710×1000　1/16　印张 17.5　字数 235 千字
2018 年 6 月第 1 版　2018 年 6 月第 1 次印刷
书号　ISBN 978 - 7 - 5132 - 3176 - 3

定价　60.00 元
网址　www.cptcm.com

社 长 热 线　010-64405720
购 书 热 线　010-89535836
维 权 打 假　010-64405753

微信服务号　zgzyycbs
微商城网址　https://kdt.im/LIdUGr
官 方 微 博　http://e.weibo.com/cptcm
天猫旗舰店网址　https://zgzyycbs.tmall.com

如有印装质量问题请与本社出版部联系（010-64405510）

内 容 提 要

本书为《周围血管病中医小丛书》之一，汇编了目前在国内中医周围血管病领域享有盛名的七位名老专家——陈淑长、奚九一、石晶华、李廷来、房芝萱、胡慧明、姜树荆的学术思想与验案，主要从医家简介、学术思想、相关论著三个方面来阐述。其中，学术思想中融入了医家的相关验案，这些验案对理解名医的学术思想大有裨益；相关论著主要收录了医家的相关经典论述，或其弟子对该医家的学术思想和治疗经验的总结。

本书内容为七位名老专家实际临床经验的总结，所介绍的方法、经验各具特色，且疗效确切，具有一定的推广价值，实用性强。此外，本书的作者或为名医的弟子，或为长期与名医共同工作学习的同事，对名医的学术思想有比较深刻的认识和理解，且作者大多也是中医周围血管病领域的专家，大多已成为所在地区或所在医院的学术领军者，因此，本书具有极高的临床参考价值，适合于中医外科或中医周围血管病专科的临床、科研、教学人员及医学生阅读参考。

前　言

　　周围血管病是外科常见病、疑难病，由于其具有病程长、致残率高、并发症多、患者痛苦程度高的特点，其治疗始终是外科的难点。而中医治疗周围血管病有独特的优势，体现在治疗方法丰富、治疗手段易被患者接受、治疗费用低、疗效确切，能在很大程度上减轻患者的痛苦，大大降低了致残率。

　　近些年来，中医治疗周围血管病有了飞速的发展。在全国各地专家的不懈努力下，中医周围血管病专科学术体系已初步建立，中医治疗周围血管病的经验不断得到总结和推广，疗效不断提高。特别是中华中医药学会周围血管病分会成立以来，在促进学科发展、完善学术体系、总结治疗经验、培养专科人才方面做了很多有益的工作，极大地促进了中医周围血管病事业的发展。

　　本套丛书由中华中医药学会周围血管病分会组织全国各地专家编写而成，旨在更好地继承和发展中医治疗周围血管病的学术思想，分享中医治疗周围血管病的经验，总结近年来中医周围血管病学科的发展状况，发挥中医治疗周围血管病的优势，突出中医治疗周围血管病的特色，梳理中医周围血管病学科的建设思路。

　　本套丛书由《周围血管病临床治疗难点与中医对策》《周围血管病方药与临床应用》《周围血管病名医学术思想与验案》《糖尿病下肢病变中医治疗思路》4 册组成，具有如下特点：①本丛书由中华中医药学会周围血管病分会组织编写，充分利用分会的学术资源及发挥全国中医周围血管病专家的智慧与经验；②本丛书既突出继承又强调发展，有名老中医治疗经验的介绍和中医传统疗法及方药的总结，又有中医治疗周围血管病的现代研究，以及对重大疾病的治疗经验等，内容丰富，独具特色；③本丛书总结了近些年来的学术成果，具有一定的时代性；④本丛书的作者都是活跃在中医周围血管病临床的学术骨干，具有相应的理论水平和临床经验，因而本丛书具有较强的实用性。我们希望本丛书的出版，对中医周围血管病专科的从业者、研究者及医学生能提供实际的参考和帮助。

由于中医周围血管病学科发展迅速，理论也在不断更新，作者的认识水平尚有一定的局限性，书中难免存在一些片面的或偏颇的观点，需要在今后的实践中不断完善。不妥之处请同道不吝指正。

本丛书的出版得到了中国中医药出版社、辽宁中医药大学附属医院、石家庄市中医院、北京中医药大学第三附属医院、北京中医药大学附属护国寺中医院、首都医科大学附属北京中医医院、唐山市协和医院、上海中医药大学附属上海市中西医结合医院、天津中医药大学第二附属医院等单位的大力支持，在此一并致谢。

陈淑长　葛芃

2017 年 7 月　北京

目　　录

第一章

陈淑长学术思想与验案

第一节　医家简介

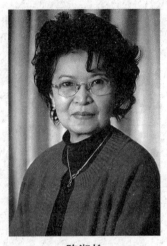

陈淑长

陈淑长，女，1940 年 7 月 12 日出生，重庆江津市人。北京中医药大学教授，主任医师，博士生导师，享受国务院政府特殊津贴专家，第四批全国老中医学术经验继承工作指导老师，第一批、第二批、第三批全国优秀中医临床人才指导老师，2013 级博士后带教老师。

1958 年考入北京中医药大学（原北京中医学院）中医系，于 1964 年毕业，同年留至北京中医药大学附属东直门医院外科，一直从事中医外科临床、教学、科研工作。1999年，北京中医药大学东方医院（第二临床医学院）成立，陈淑长在东方医院创建周围血管科，2002 年被国家中医药管理局批准为全国首批周围血管病重点专病建设单位。

主要社会兼职有国家食品药品监督管理总局新药审评委员会委员、中药品种保护审评委员会委员，中华中医药学会周围血管病分会主任委员，中华中医药学会外科分会顾问，北京中医药学会周围血管病专业委员会主任委员，北京中医药学会中医外科专业委员会顾问等。

陈氏于 20 世纪 70 年代末开始潜心研究周围血管疾病的中医诊治。1986 年主持成立中华中医药学会外科脉管专业委员会，并被推举为主任委员，并连任至 2006 年。2006 年，原中华中医药学会外科脉管专业委员会更名为中华中医药学会周围血管病分会，由陈淑长任主任委员，并连任至 2010 年，现任名誉主任委员。陈氏从事周围血管病中医研究多年，长期致力于研究周围血管病的诊治标准化，1990 年主持拟定 3 种周围血管疾病的中医诊断及疗效标准，至 2013 年拟定了 17 种周围血管疾病的中医证候诊治标准。

陈氏从事中医外科及周围血管病中医研究 50 多年，在临床上重视辨证论治及内外治结合，积累了丰富的临床经验，在继承传统医学和创新方面颇有建树。并根据长年大量临床经验研制出通脉宁胶囊、温脉通合剂、静脉炎口服液、祛湿消肿胶囊、温脉洗剂、宁舒洗剂等院内自制中成药系列，临床和实验证明均具有理想的临床疗效。

在临床上陈氏倡导以中医理论指导临床实践，认真继承，认真创新，外科疾病虽多为人体外在表现，但是脏腑功能失调可为主要的致病原因，尤其是现代社会生活方式等各方面的改变，外科致病因素由原来的感染或外伤为主，多转变为增生、过敏、免疫和代谢异常所致。陈氏认为情志、饮食、缺乏运动、过劳等导致的脏腑气血紊乱是致病的主要因素，各种变化引起脉络气血瘀滞是病变的主要原因，由此引起肢体（端）发生寒、热、湿、瘀、虚、失养，甚至化热酿毒等病变，疏通脉络是治疗周围血管病的基本法则。诊治疾病时要做到四个结合，即诊断疾病时要辨病与辨证相结合，辨病时须临床表现与检测手段相结合，辨证时要局部与全身辨证相结合，治疗用药时应内治与外治相结合。

陈氏重视中医科研并取得了令人瞩目的成就，其治学严谨，造诣颇深，先后主持多项国家级课题，主要有：原卫生部课题"中医治疗动脉硬化性闭塞症的临床与实验研究"；国家科技部九五攻关课题"临床常见重点疾病诊治关键技术——温脉通防治动脉硬化性闭塞症（早期）的研究"和"肺栓塞的早期诊断与防治研究——下肢深静脉血栓形成的流行病学调查"；高等学校博士学科点专项科研基金资助课题"中药预防经皮经腔血管成形术后再狭窄的实验研究"；国家自然科学基金课题"温脉通治疗动脉硬化性闭塞症的机理和组方原理研究"。

陈氏于 1993 年编著出版了《中医血管外科学》，初步搭建了中医周围血管病的理论框架，并填补了中医诊治周围血管病没有专著的空白。2005 年，陈氏又在之前的基础上编著出版了《实用中医周围血管病学》，补充了大量新知识、新内容，总结了更多的临床经验，进一步完善了中医诊治周围血管病的理论框架。此外，陈氏主编的学术专著还有《血栓闭塞性脉管炎》《周围血管病中医研究最新全书》《血管病的血瘀与化瘀治疗》《基层中医临证必读大系·外科分册》《中医外科护理学》《中医外科康复疗法》《中医康复新治疗荟萃》《周围血管病的研究进展与中医治疗经验》《周围血管病效方验案》等。

第二节　学术思想

　　传统中医学中并没有把周围血管病作为单独的一类疾病来系统论述，其记载散见于中医古籍中。如：《灵枢·痈疽》曰："发于足指，名曰脱痈，其状赤黑，死不治；不赤黑，不死。不衰，急斩之，不则死矣。"《灵枢·刺节真邪》曰："虚邪之入于身也深，寒与热相搏，久留而内著……有所疾前筋，筋屈不得伸，邪气居其间而不反，发为筋溜。"《外科枢要·论瘤赘》曰："若劳役火动，阴血沸腾，外邪所搏而为肿者，其自肌肉肿起，久而有赤缕，或皮肉俱赤，名曰血瘤。"《外科正宗·卷二》曰："夫脱疽者，外腐而内坏也，此因平昔厚味膏粱，熏蒸脏腑，丹石补药，消灼肾水，房劳过度，气竭精伤……凡患此者，多生于手足，手足乃五脏支干，疮之初生，形如粟米，头便一点黄泡，其皮如煮熟红枣，黑气侵漫，传遍五指，上至脚前，其疼如汤泼火燃，其形则骨枯筋练，其秽异香难解，其命仙方难治。"

　　从上述记载中可以看出中医古籍中有关周围血管病的内容十分丰富，病名形象，症状描写简洁生动，病机病因分析清晰，治疗方法可靠，仍具有很高的临床参考价值。古籍中记载了脱疽、筋瘤、青蛇便、青蛇毒、恶脉、血风疮、黄鳅痈、寒厥、斑毒、葡萄疫、血瘤、胎瘤、脉痹、血痹等多种疾病。

　　上述疾病本属于中医外科的范畴，陈氏发现这些疾病有类似或相互关联的病机特点，且又具有共同的病位特征，在治疗方法上又具有独特之处（如周围血管病广泛采用的"蚕食法"和"鲸吞法"等清创方法，就与中医外科的清创法有明显的不同），把这类疾病联系起来研究，可以更清晰地了解周围血管疾病的发生发展过程，更有利于揭示疾病的内在规律，进而有利于提高治愈率，减少致残率，以及帮助患者提高生活质量，造福民众。

从 20 世纪 70 年代起，陈氏就致力于中医周围血管病专科的创立和理论体系的构建。陈氏在临床上较早创建周围血管专病门诊，从外科周围血管病专业组，逐步发展建立了周围血管病科，并成为医院的一级科室。在学术上，陈氏于 1986 年就倡议并组织各地专家共同创建了中华中医药学会外科脉管专业委员会，并担任主任委员。在陈氏的倡议下，专业委员会专门成立了文献组、标准组和临床组三个研究小组，对中医周围血管病的文献进行了初步整理，制定了常见周围血管病的中医诊断疗效标准，总结各地专家临床经验，这三个研究小组的研究成果对于完善周围血管病的中医理论框架和指导临床治疗都有十分重要的意义。其后，陈氏不断积累资料卡片，组织学术交流，印发学术简讯，并不遗余力地进行中医周围血管病知识的普及和中医周围血管专业人才的培养，相继出版了《中医血管外科学》《周围血管病中医研究最新全书》《周围血管病效方验案》《实用中医周围血管病学》等多部学术著作，为构建中医周围血管病的理论体系作出了突出贡献。在陈氏及全国各地专家的努力下，2006 年 12 月，中华中医药学会外科脉管专业委员会更名为中华中医药学会周围血管病分会，这标志着中医周围血管病学科的创建基本完成，进入发展阶段。

值得一提的是，陈氏始终致力于中医周围血管病学科的标准化建设，在学科建设过程中，不断规范中医周围血管病的病名、证候、诊断及疗效标准，力主开展中医周围血管病学科的规范化、标准化研究。陈氏认为标准化对实现中医药事业的全面健康可持续发展具有重要的技术支撑作用，并积极参与国家中医标准化工程。近些年来，陈氏又致力于中医周围血管病证候标准的制定及推广工作，为中医周围血管病学科的深入发展引路。

一、重视内因与正气

陈氏对周围血管病的病因病机认识的核心观点是，病因上更重视内因，强调脏腑虚损在发病中的作用；病机上强调对邪、虚、瘀的准确分析；治疗上强调正确处理祛邪、扶正、通瘀之间的关系。

陈氏认为周围血管病是全身性疾病，也是身心疾病，在周围血管病的致病因素中，存在着外因与内因，但更应强调内因的主导地位。虽然六淫邪气也是致病的重要因素，甚至有时还起着关键作用（如寒邪可致血栓闭塞性脉管炎），但禀赋因素、情志因素、饮食失节、劳倦内伤、房事过度、正气内损等显然是更重要的因素。

《灵枢·营卫生会》认为："老者之气血衰，其肌肉枯，气道涩。"说明脏腑功能虚弱是发生脱疽的重要因素。《素问·生气通天论》所谓"高粱之变，足生大丁"就指明了膏粱厚味可以引起疗毒之类的病症。《诸病源候论·虚劳四肢逆冷候》认为："虚劳则血气衰损，不能温四支，故四肢逆冷也。"王清任在《医林改错》中也指明："元气既虚，必不能达于血管，血管无气，必停留而瘀。"这些论述提示在发病学上必须更加重视脏腑虚损在发病中的意义。

陈氏重视内因和重视脏腑虚损的思想，在辨证上体现为正确判断患者邪、虚、瘀的状态；临床治疗上体现为重视患者的正气，强调在正虚的情况下，既不过用祛邪之药，也不一味通瘀。陈氏认为，在正虚的情况下，过用祛邪药或一味通瘀，不仅不能达到祛邪通瘀的效果，反而会加重气血的虚损，往往会使病情加重甚至恶化。陈氏在分析患者气血盈亏状况和正邪关系后，根据疾病的不同阶段采用扶正为主，通瘀为辅，或祛邪的同时顾护患者的正气，反对独用活血化瘀一法。陈氏临床上常用行气活血化瘀、益气活血化瘀、温经通阳化瘀、温经助阳化瘀、补血活血化瘀、清热解毒活血、养阴清热活血、祛湿活血化瘀、化痰活血通瘀等多种方法治疗周围血管病，这也可以看成是陈氏对活血化瘀法的灵活应用。

如陈氏认为动脉硬化性闭塞症早期，患者表现为患肢发凉，麻木，酸胀，疼痛，间歇性跛行，患肢局部皮肤温度下降，皮肤颜色正常或苍白或苍黄，大中动脉搏动正常或减弱，舌质淡紫，舌苔白润，脉弦紧。从辨证上看，患者具有寒凝、气虚、血瘀等多种证候，而寒凝血滞、脏腑虚损是造成血瘀的重要因素，因而治疗上以温经益气为主，辅以活血通脉。陈氏以此法治疗动脉硬化性闭塞症的早期患者，取得佳效，并研制出院内制剂——温脉通合剂，其发表的相关学术论文被广泛引用。

为了进一步研究温脉通合剂的作用机制，陈氏及研究团队先后完成了原卫生部课题"中医治疗动脉硬化性闭塞症的临床与实验研究"、国家科技部九五攻关课题"临床常见重点疾病诊治关键技术——温脉通防治动脉硬化性闭塞症（早期）的研究"，结果均显示温脉通的疗效肯定。对动物食饵性高脂血症模型，温脉通不仅能降低血清胆固醇，减少血液黏稠度，减轻动脉粥样硬化斑块，还能缓解高脂状态下单侧腘动脉完全结扎引起的下肢萎缩，并有较好的体内体外溶栓作用，可延长正常小鼠的凝血时间。

在此基础上，为了研究温经益气法和活血化瘀法在组方中的意义，陈氏及研究团队又完成了国家自然科学基金课题"温脉通治疗动脉硬化性闭塞症的机理和组方原理研究"，将组方中的药物拆分为温经益气组和活血化瘀组，对全方和拆方分别进行研究和比较，结果显示：①温经益气拆方和活血通脉拆方均对高脂所致内皮细胞损伤有保护作用，但两拆方单独的作用均比全方弱；②拆方研究温脉通对高脂血清诱导的单核细胞与血管内皮细胞黏附的影响，结果显示温脉通全方对三种黏附分子均有下调作用，而两个拆方组只对其中一个或两个黏附分子有下调作用，说明全方作用比拆方好，其组方具有合理性；③温脉通全方及拆方对大鼠主动脉环舒张作用的机制研究，结果显示温脉通全方及拆方具有抑制 PE（苯肾上腺素）收缩大鼠胸主动脉环的作用，即具有舒张血管的作用，全方作用优于拆方。上述研究成果提示温脉通组方具有合理性，温经益气活血化瘀法对治疗动脉硬化性闭塞症（早期）具有重要的临床指导意义。

陈氏认为在周围血管病中，更常见的是气虚血瘀证，可以见于多种疾病的某些阶段。陈氏认为气虚不能推动血液运转是造成血瘀证的重要因素，因而在临床上广泛使用益气活血法治疗周围血管病，临床疗效颇佳。据此研发的院内制剂——通脉宁胶囊即体现了益气活血的法则。临床上经皮经腔血管成形术后再狭窄的患者比较多见，陈氏以通脉宁胶囊预防治疗经皮经腔血管成形术后再狭窄，取得了满意的临床疗效。随后陈氏主持了高等学校博士学科点专项科研基金资助课题"中药预防经皮经腔血管成形术后再狭窄的实验研究"，结果显示通脉宁胶囊可明显降低血管内膜及中膜厚度，减少管壁胶原，使管壁血管内皮生长因子（VEGF）和碱性成纤维细胞生长因子（bFGF）表达下降，提示通脉宁能有效地抑制血管平滑肌痉挛，对血管内皮球囊损伤后狭窄模型有明显的预防及治疗作用，从而进一步证明了益气活血法的合理性。

再如，针对下肢深静脉瓣膜功能不全导致的水肿，陈氏认为脾虚运化失常是其病机的关键，故以健脾利湿之法贯穿于治疗全程。

对于脉络湿阻证，表现为下肢沉重，肿胀，凹陷性水肿，压之不随手而起，发生在单侧下肢或双下肢，轻重不一，舌边齿痕，舌苔薄腻，脉沉缓者，可采用健脾利湿，养血通脉法治疗，以参苓白术散合四物汤加减。

对于脉络湿瘀皮肤失养证，表现为下肢沉重，胀破性疼痛，皮肤瘙痒、粗糙、色素沉着，或小腿肌肉痉挛，舌边齿痕，舌质淡紫，脉沉紧者，可采用健脾利湿，化瘀通脉法治疗，以参苓白术散合桃红四物汤加减。

对于脉络瘀滞皮肤阴疡证，表现为下肢疮面肉芽色暗，脓水稀薄，周边色素沉着，皮肤粗糙，小腿沉重水肿，胀破性疼痛，舌边齿痕，舌质淡紫，脉沉者，可采用健脾利湿，活血托毒法治疗，以参苓白术散合托里消毒散加减。

二、独具特色的辨证思想

辨证论治是中医的特色。证，是对机体在疾病发展过程中的某一阶段的病理概括。由于它包括了病变的部位、原因、性质，以及邪正关系，能反映出疾病发展过程中某一阶段的病理变化的本质，因而它比症状更全面、更深刻，更能准确地揭示疾病的本质。陈氏对周围血管病的辨证有独特的认识，这也是其学术思想中最精华的部分。

陈氏认为证候是中医从病理角度对机体运动状态和运动方式的概括和描述，是疾病发展过程中对某一具体阶段若干症状的高度概括，亦是这一阶段的主要矛盾，但又受疾病根本矛盾所制约；它由若干个具有内在联系的、可以揭示疾病本质的症状所组成；每一个证候，都有不同的表现形式和一定的层次结构，它是疾病所处一定阶段的病因、病位、病性、病势等病理概括。在疾病的进展变化过程中，证候是动态变化的，证候变化首先表现为主症变化，辨证必须从主症入手，通过对主症变化的观察，可以及时发现证候的变化，从而预见疾病的传变规律。基于中医诊断包括疾病诊断和证候诊断，"病"是针对机体在疾病状态下，着重分析疾病损害的纵向认识；"证候"是针对机体在疾病状态下，着重分析机体反应的横向认识；病与证候的结合，即纵向与横向的结合，从而能更加全面、深入地认识疾病，才能揭示疾病证候的内涵、运动状态和方式。

（一）证候的命名

陈氏认为证候的命名，应尽可能全面准确地概括疾病的本质，而证候的命名通常包括特征式命名和组合式命名两种方式。

特征式命名方法多以证候的主要特征命名，以病因特征为证名者，如寒湿证、寒痰证（内科）；以病理特征为证名者，如化热证、气虚证（内科）；以时令气候命名者，如暑湿证（内科）。

组合式命名方法多以证候的客观反映命名，以病位加病性命名者，如脉络阴寒证、肾气虚证（内科）；以病位加病理命名者，如脉络瘀滞证、肝血瘀滞证（内科）；以病位加病因命名者，如阳气不达肢端之血脉不利证、燥邪犯肺证（内科）。

就周围血管病而言，组合式命名比特征式命名方法更能体现一个疾病各个阶段的证候本质，如糖尿病下肢血管病变（疾病）的证候，陈氏将其归纳为气阴两虚，皮肤失养证；气虚血瘀，脉络阻滞证；阴虚血瘀，脉阻阴疡证；湿热瘀阻，脉闭筋骨毒腐证。这样在证候命名上，既体现了病位（皮肤、脉络、筋骨等），又体现了病性（气阴两虚、阴虚血瘀、湿热、毒腐等），能较好地反映疾病的本质。

在陈氏辨证体系中，所有证候的命名均遵循这种组合式的方法，这也是陈氏的一大特色。

（二）强调证候之间的联系和演变规律

陈氏认为，任何疾病都有发生发展变化的过程，并有一定的传变规律和发展趋势。而疾病的证候也不是孤立存在的，证候与证候之间是有联系的，这种联系存在着一定的规律。以动脉硬化性闭塞症和股肿为例。

1. 动脉硬化性闭塞症的证候演变规律

早期表现为素体阳虚，内寒中生，或外感寒邪，阴寒内盛，寒主收引，凝滞血脉，导致肢体脉络气血瘀阻；阳虚不能温煦，故肢冷苍白；脉络气滞血瘀，不得温养，气血无力鼓动，脉管失于充盈，故行走时不适，肢体远端脉搏弱或消失；舌淡紫、苔白润、脉紧为阴寒内盛的表现，此时辨证属脉络阴寒证。

病情进一步发展，肢体脉络气血瘀阻加重，气血不通，不通则痛，故患肢发凉，麻木，酸胀加重，持续性疼痛，夜间加重；肢体失于温养，故肢冷麻木更甚；瘀血阻滞，新血不生，肌肤失于濡养，故皮肤干燥、脱屑、紫暗，肢体萎细；大中动脉搏动减弱或触诊不清，舌质青紫，有瘀点或瘀斑，苔白润，脉沉紧或弦，此时辨证属脉络血瘀证。

如果病情在此阶段没有得到有效控制，继续发展，则会出现脉络血瘀，瘀久化热之脉络瘀热证，表现为患肢酸胀麻木，烧灼疼痛，遇热疼甚，遇凉痛缓，夜间痛剧；皮肤发绀、干燥、脱屑、光薄或皲裂；趾（指）甲增厚、变形，生长缓慢，汗毛稀少或脱落，肌肉萎缩，大中动脉搏动减弱或触诊不清，舌质红或绛，苔黄，脉沉紧或细涩，此时辨证属脉络瘀热证。此时病情往往很难控制，易继续恶化，最后积热成毒，出现自肢体远端开始的腐溃及坏疽，此时辨证属脉络毒腐证。

从以上可以看出，动脉硬化性闭塞症的证候从脉络阴寒→脉络血瘀→脉络瘀热→脉络毒腐，客观上反映了动脉硬化性闭塞症的发展变化规律。

2. 股肿（下肢深静脉血栓形成）的证候确立

初期患肢小腿以下或大腿以下突然肿胀，疼痛，压痛，皮温升高，皮色改变；手压胫前凹陷，不随手而起，同平面周径大于健侧；全身可出现畏寒发热；舌质淡紫，苔黄腻，脉弦滑数，陈氏将其归纳为脉络湿热瘀阻证。

急性期后，患者仍有肿胀，但皮温升高和疼痛的症状会有所减轻，热象逐渐减轻，临床以湿阻和血瘀为主，症见患肢肿胀，朝轻暮重，沉重或胀痛，皮温不高或仅有微热，肤色正常或色暗，或小腿筋瘤，或足踝区色素沉着、瘙痒、渗出，或糜烂，或溃疡；舌边齿痕质淡紫，苔白腻，脉沉缓，陈氏将其归纳为脉络湿邪瘀滞证。从脉络湿热瘀阻证→脉络湿邪瘀滞证，恰恰反映了股肿从急性期到恢复期的过程，证候一旦确立，我们就可以清楚地了解到疾病所处的阶段以及发展趋势。

不同的证候反映出疾病所处的不同阶段。而掌握这个规律，不仅可以使我们对疾病有更清晰的认识，而且对把握疾病变化、及时阻断疾病发展、明确预后都有重要的意义。研究疾病的病态和病势，把握其发生和发展规律，截断其恶化趋势，是中医学提高疗效水平及"治未病"思想的体现。病态和病势是由疾病各个阶段的证候体现出来的，所以在进行证候诊断时，要把握证候之间的联系，弄清证候之间的演变规律。这是陈氏辨证思想的又一大特色。

（三）致力于周围血管病证候诊断的标准化研究

中医证候诊断标准化是全面落实中医药标准化建设的重要研究项目，是加快中医药事业发展的重要举措，是适应国际标准化发展趋势的需要。中医学的诊疗特点是辨证论治，不仅重视疾病诊断，更重视不同疾病的证候诊断。在中医临床上，"证候诊断"是提高临床医师诊治水平的中心环节。因此，中医证候的诊断标准化研究极为重要。数千年来，中医在不断发展的过程中，因学派形成之多导致在证候的认识上多有不一致，证候的概念含混，内涵不明确，同一个疾病的证候不一，或证候间的动态联系、变化中的临界状态均未形成共识。这种不一致产生的原因有许多，但最重要的原因，是缺乏科学的、统一的证候诊断标准。

同时，中医周围血管病学是从中医外科学派生的一门新的临床学科，很多疾病在中医历史书籍中无明确记载，更无从谈及证候。据现代文献记载，有证候诊断的疾病中，同一疾病的证候可统计出数十个名称。这种证候诊断不统一的情况，严重制约了中医周围血管病诊治技术的继承、交流、推广和发展，所以，周围血管病领域中的中医证候诊断标准研究需在中医药标准化建设工作中加快步伐，不断提高自主创新能力，以促进中医周围血管病事业的不断发展。

陈氏致力于中医周围血管病证候的标准化研究，通过中华中医药学会周围血管病分会的平台，组织专家经过 8 次研究讨论后，由陈氏主笔起草了《周围血管科常见疾病证候诊治指南》，并在行业公布。该指南也体现了陈氏对常见周围血管病的治疗思路，详见后文。

（四）重视局部辨证

陈氏在临床中非常重视局部辨证。症状是疾病过程中机体内的一系列机能、代谢和形态结构异常变化所引起的患者主观上的异常感觉。体征是机体异常变化引起的客观表现，可以通过检查得出。辨证，就是根据临床所收集的资料（主要是症状和体征），通过分析、综合，辨清疾病的病因、性质、部位，以及邪正之间的关系，概括、判断为某种性质的证。

陈氏认为，仔细分析患者表现出来的局部症状和体征，最重要的目的是从中归纳出患者内在的脏腑、阴阳、气血等存在的异常，从而为确立治法提供依据。所以在陈氏的辨证体系中，局部症状和体征是作为疾病的"象"而存在的，是辨证的重要依据。例如从患肢的皮色苍白、皮肤温度降低等可以分析出患者存在脉络寒凝的异常改变。和外科疾病一样，周围血管疾病中，很多局部的症状和体征为我们了解机体内部的异常改变提供了非常可靠的依据，没有理由不加以重视。与内科疾病相比，周围血管病的外在表现特别是体征更多，给我们的辨证提供了更直观、更丰富的资料，可以提高辨证的精准度。所以在临床上陈氏特别重视局部辨证，并总结出了一套局部辨证方法。

如臁疮疮面，若其局部表现为疮面色暗，或上附脓苔，脓水浸淫，秽臭难闻，四周漫肿灼热，或伴湿疹，痛痒时作者，属湿毒热邪流阻经脉，治疗多重用连翘、忍冬藤、荆芥、防风、蒲公英等药。若患肢青筋怒张明显，创面肉芽紫暗，周边皮肤紫黑发硬者，则属血瘀脉络，失于调节，治疗多重用活血化瘀之品，如赤芍、当归、牛膝、地龙、益母草等。若病程日久，疮面色暗，局部肉芽水肿，黄水浸淫，无明显臭味者，则属脾虚挟湿，湿流于下，重用健脾祛湿活血之品，如薏苡仁、赤小豆、扁豆、冬瓜皮、茯苓、白术等。若溃烂经年，腐肉已脱，起白色厚边，疮面肉色苍白、色淡，光亮如镜面者，则属气血俱虚，疮面失养，治疗多结合全身辨证，治疗以健脾益气补血为主。

再如动脉供血不足的患者，在一定阶段会出现趾背毳毛的减少或消失，临床仔细观察趾背毳毛的数量及变化情况，可以了解动脉缺血的程度及变化趋势。

周围血管病常见局部辨证要点如下：

（1）疼痛

①气滞疼痛：其疼痛合并胀，可呈进行性加重；常伴胸胁胀闷疼痛，时作时止或时轻时重，与情志活动有关。临床上可见于周围血管各病，典型者则多见于胸腹静脉炎、上肢血栓性浅静脉炎等。

②寒凝致瘀而痛：其疼痛较重，遇冷痛甚，得热痛减；寒为阴邪，其性清冷，故伴见患部发凉，皮色苍白甚或青紫。临床上多见于动脉硬化性闭塞症、血栓闭塞性脉管炎及雷诺病（雷诺综合征）等。

③热灼致瘀而痛：其疼痛较剧，遇热痛甚，得冷痛减；热为阳邪，

其必燔灼，故伴见患部灼热，皮色红或紫。临床上多见于红斑性肢痛症、血栓性浅静脉炎急性期等。

④湿滞致瘀而痛：其疼痛隐隐，常伴水肿；湿性重浊，故可伴患部酸胀、重坠感。临床上多见于深静脉回流障碍、下肢静脉曲张合并深静脉回流障碍等。

⑤气虚血少致瘀而痛：多见患肢失荣而发凉、乏力、麻木，日久患肢还可见皮肤欠润、干燥、皲裂，肌肉萎缩，趾（指）甲增厚、少光、生长缓慢，汗毛稀少、生长缓慢或脱落等。亦可伴头痛、头昏、眼花，甚则昏厥。临床上多见于动脉狭窄、闭塞性疾病的后期等。

⑥阴虚阳亢致瘀而痛：其疼痛常见于头部，呈胀痛，并见眩晕；肝阳亢于上多阴液亏于下，即濡养不足，故伴见心悸，下肢发凉、乏力、麻木或疼痛。临床上多见于多发性大动脉炎（胸、腹主动脉型）、动脉硬化性闭塞症伴脑动脉硬化者。

从临床常见的疼痛发作情况来看，尚需辨清疼痛加重或缓解的因素。由阴寒凝滞导致气滞血瘀所引起的周围血管疾病，如雷诺病及动脉狭窄或闭塞性疾病的早期等，当外界环境温度升高时，疼痛减轻；反之患部受到外来寒冷侵袭，则疼痛加重。由阳热煎熬导致气血瘀滞所引起者，如红斑性肢痛症及动脉狭窄或闭塞性疾病的中后期等，当外界环境温度降低时，疼痛减轻；反之，患部受到外来阳热侵袭，则疼痛加重。

运动时疼痛而静止时缓解，是下肢经脉瘀滞的表现，多见于动脉缺血性疾病。静止时疼痛而运动时缓解，多发生于小腿和足部，也是下肢经脉瘀滞的表现，多见于静脉曲张、深静脉血栓形成后继发功能不全，亦可见于慢性动脉闭塞性疾病。

肢体抬高而疼痛加重，多见于动脉狭窄或闭塞性疾病；肢体下垂而疼痛加重，多见于肢体血栓性深静脉炎或深静脉回流障碍等。

（2）酸胀

总因筋肉失养或水湿停滞所致。筋肉失养者，或是气血不足，无力荣养；或是血瘀气滞，不达养所；或是二者相兼为患。临床上多见于慢性动脉狭窄或闭塞性疾病。

水湿停滞者，或是脾虚不能化湿，水湿停滞；或是气滞不能布津，津聚为湿；或是血瘀津停，津渗为湿；或是三者相兼为患。临床上多见于下肢静脉曲张或深静脉回流障碍。

胀感主要缘于气滞。人体气机以通顺为要，一旦有瘀滞，轻则胀闷，重则疼痛。临床上常与酸胀一同出现，因湿为阴邪，易阻气机而致郁滞；反之，气滞易致湿聚。

（3）麻木

麻木是一种肌肤感觉异常，主要表现为反应迟钝。其中又以麻为木之轻，木为麻之重，但麻木常一并出现，总之为虚为瘀所致。虚者，乃气血虚少，肌肤失养。瘀者，乃血瘀气滞，气血不达养所，亦使肌肤失养。临床上二者可相兼为病，多见于慢性动脉狭窄或闭塞性疾病。

（4）水肿

水肿是津液水湿运化输布障碍的表现。就周围血管疾病而言，水肿常见于周围静脉性及淋巴性疾病，而且有其特点，主要表现为水肿范围多是在局部，其病机多是气滞血瘀所致。在下肢淋巴水肿后期，按之凹陷不著，甚至硬实，可出现象皮腿，是由湿郁、气滞、血瘀、痰凝互结日久成积于下肢肌肤所致。

（5）肤温异常

肤温降低总属气虚阳气不足或寒凝气血瘀滞，但两者虚实有别，不可不辨。再者，临床上肤温降低有轻重之分，皮肤冷与冰凉的程度多能提示病情的轻重。

①肤温降低：临床上肤温降低多见于动脉狭窄、闭塞或痉挛性疾病。若肢体温度突然下降，则多提示病情急剧进展，如动脉栓塞发生。但需注意，亦有肢体肤温下降，而无周围血管疾病发生者；反之，有些周围血管病变，可暂无肢体肤温下降的表现，故要综合辨析，方能不致偏颇。

②肤温升高：总属热邪为患，但有实、虚之分，其实者多为湿热下注所致，其虚者则是阴虚所生。肤温升高在临床上也有轻重之分。轻者谓之微热，提示热邪轻浅；较重者谓之灼热，提示热邪较重；重者谓之汤泼火燎，提示热毒炽盛。临床上肤温升高多见于下肢深静脉血栓形成或血栓性深、浅静脉炎，以及慢性动脉阻塞性疾病的坏疽期。

（6）肤色改变

周围血管疾病中，患部或其远端的肤色改变较为多样。就正常肤色而言，应呈淡红色。但肢体暴露于高温环境中，肤色呈深红；暴露于寒冷环境时，肤色呈青紫，此属于正常范畴。除此之外，在常温下，尤其是两侧肢体在同一时间同一部位对照比较，患侧出现苍白、发红、青紫、黑色均属异常。对其进行辨析亦有助于判断疾病的性质。

①皮肤苍白：为血不荣肤，多属血虚有寒。寒凝血瘀，则荣肤不达，亦苍白；若二者相合，则肤色尤其苍白。临床上其常伴肤温降低，多见于动脉痉挛、狭窄或闭塞性疾病的早期。

②皮肤发红：多为热邪所致，属热证。临床上其常伴肤温升高，多见于红斑性肢痛症及下肢血栓性深、浅静脉炎。动脉狭窄、闭塞性疾病坏疽期亦可见到肤色发红，但多为虚热所致，应当分清。

③皮肤紫红色或青紫：多属血瘀证。压之退色者，多为瘀在脉里，如海绵状血管瘤；压之不退色者，多为瘀在脉外，如过敏性紫癜、进行性色素沉着病等。

④皮肤变黑：多为死肌之色。如焦黑干枯可见于动脉狭窄、闭塞性疾病的干性坏疽期。

（7）溃疡

周围血管病严重者，其后期常并发溃疡。疮面溃破腐烂，肉色不鲜，脓水恶臭，灼痛剧烈，夜间尤甚，多属热毒伤阴证。临床上多见于动脉狭窄或闭塞性疾病的坏疽期。

溃疡疮面污浊不清，脓液常伴臭味，并易出血，上方青筋怒张，疮疤周边紫褐，多为湿热瘀滞证。其中热偏盛者，疮面灼痛，脓液稠厚；湿偏盛者，疮面渗液较多，肉芽水肿。临床上多见于下肢静脉曲张和下肢深静脉回流障碍。

溃疡久不愈合，肉芽呈灰白色或如镜面，脓液少而清稀，多为气血两虚证。临床上可见于上述动、静脉病的后期。

溃疡多年不愈，疮面呈火山口或菜花状，触之坚硬，疮底易出血，则多是癌变，必须警惕。临床上亦可偶见于下肢静脉曲张并发溃疡者。

陈氏认为，重视局部辨证，并不是表示不需要全身辨证，而是由于局部的症状体征给我们提供了更直接的依据，所以我们把局部辨证看成是辨证过程中重要的组成部分，全身辨证同样不能忽视。

（五）各种无损检查可以增加中医辨病的依据，是四诊的延伸

陈氏认为周围血管病的诊断不可以只靠患者的临床表现，各种无损检查很重要，应广泛使用彩超、超声多普勒、节段测压、CT血管造影（CTA）、磁共振检查等，认为这些检查可以增加中医辨病的依据，是四诊的延伸。

尤其值得一提的是，在血管造影、磁共振还没有广泛应用的时候，陈氏就与放射科合作，独创了一套周围血管病的X线平片诊断法。这在当时对诊断周围血管病曾起到了积极作用，即便是放在科技高速发展的今天，在不具备血管造影和CT、磁共振检查的医疗机构，针对经济不富裕的患者，这套周围血管病的X线平片诊断法仍然具有一定的临床参考意义，并显现出无创性、价格低廉，易于普及的优势。这套X线平片检查方法尤其对动脉硬化性闭塞症和多发性大动脉炎的诊断最有参考价值。

X线平片检查包括心脏正位及左前斜位片、腹部正侧位平片和大腿侧位平片、膝关节侧位平片、小腿正位平片。如果怀疑为胸廓出口综合征，还可以选择进行颈部、上胸部和肩部平片。

这套X线平片检查法摸索出了不同于普通平片的摄片条件，总结出了采用高千伏、低毫安、短时间、低速增感屏、滤线器投照的经验，并总结了相关诊断标准。如对胸主动脉粥样硬化X线表现的观察，要观察胸主动脉扩张、伸展和迂曲征象，包含五个方面的X线改变：

①升主动脉阴影增宽、伸展，超过上腔静脉并向右侧肺野突出。②主动脉球的位置升高，达到或超过胸锁关节水平。③主动脉球向左肺野突出。④降主动脉伸长、迂曲并向左突出。⑤左前斜位片上，主动脉直径超过 3.0cm。

此外，要观察胸主动脉阴影密度的增高情况，动脉粥样硬化时，血管壁内膜的增厚、钙化和管腔扩张可导致胸主动脉阴影密度的增高。最后还要观察胸主动脉壁的钙化情况，并细分为细条状钙化、新月形钙化、蛋壳状钙化、斑点状钙化等。这套完整系统的 X 线平片诊断法也是陈氏团队和放射专家对周围血管病诊断的贡献。

三、治疗立足于气血，重视整体，用药平和精准

（一）立足气血，重视心、肝、脾

陈氏认为周围血管疾病的共同特点为脉络不通，主要责之于气血紊乱或气血郁阻，故辨证主体为气血辨证。内容包括：气机紊乱、气滞、气虚、血瘀、血虚、气滞血瘀、气虚血瘀、气血两虚等。陈氏治疗周围血管病立足于气血，在确立治疗思路时，综合考虑患者的整体情况和气血的盈亏与气血状态的异常，注重分析患者脉络瘀阻的成因。如动脉闭塞性疾病中，虽表现为脉络的瘀阻，但脉络的瘀阻又有气虚无力推动血液运行，或气滞导致血液运行紊乱，或阳虚内寒导致血液凝涩等多种情况。对于气虚血瘀者，可应用益气活血法，大量使用黄芪益气，以期通过补气达到推动血液运转的效果；对于气滞血瘀者，则通过调肝理气，以恢复血液的正常运行；对于阳虚内寒导致的血液凝涩，则采用温通的方法，温经通脉，活血化瘀，便能达到治疗目的。其中，温经通脉、活血化瘀和益气活血化瘀是陈氏在治疗周围血管病中使用较多的治法，并且都取得了满意的临床疗效。

陈氏在临床中重视对患者心、肝、脾的调理。陈氏认为心主血脉，脉络瘀阻与心功能的低下有关，所以临床治疗时往往重视调整患者的整体状况，特别是强调改善心功能，这一思路往往能带来比较好的临床疗效。

肝藏血，主疏泄，调畅全身气机，推动血和津液运行，即气机调畅，气血和谐。随着人们生活水平的提高，生活节奏的加快和工作压力增大，有些人常处于紧张、焦虑之中，致使肝的疏泄功能下降，久则气滞并致血瘀，易患周围血管疾病；患病者更易加重病情，病愈者易复发。肝郁气滞还可横犯于脾，即便饮食合理，也会出现消化不好，或入睡难，卧不安；肝气不舒，还会影响心情，加重气滞。因此，陈氏在周围血管病的治疗中十分重视护肝，通过对肝的调理，恢复气的运转功能，有利于血的疏通，从而能提高临床疗效。

脾为后天之本，主运化，主肌肉，主四肢，为气血生化之源。脾统血，《金匮要略》中提出了"五脏六腑之血，全赖脾气统摄"的观点。脾之功能受损，或运化失职，水湿壅阻；或气血不足，运行受阻，导致四肢肌肉失养；或脾阳虚损，不能温煦四末而厥冷；或脾虚使血失统摄，而致妄行。所以脾与周围血管病的关系甚为密切，临床治疗当时时顾护脾胃。

（二）重视治疗兼症

重视治疗兼症，是陈氏的又一特点。陈氏认为主症和兼症是相对的。周围血管病患者的肢体症状往往是全身病变的局部表现，如果把局部症状作为主症，那么患者整体疾病的其他表现即为兼症，但兼症的治疗同样是非常重要的。周围血管病患者中，除了多有气血亏损或紊乱、脏腑虚损外，还有长期患病，精神抑郁，情绪低落者；或长期服药，脾胃虚弱者；或睡眠不佳者。以上陈氏都会根据患者的不同情况给予兼顾。

陈氏认为，对兼证的治疗不容忽视，积极改善患者的情绪，改善脾胃功能，提高睡眠质量，可以帮助患者树立信心，提高生活质量，有利于对主症的治疗。治疗好兼症，不仅能提高临床疗效，有时甚至能带来意想不到的效果。

（三）用药精准，尤重药性

由于陈氏对证候的诊断明确，对疾病的诊断、病势、病态、疾病阶段、传变等都有清晰的把握，因而能做到用药上的平和与精准。在用药方面，陈氏注重精细平和，很少使用大苦、大寒、大热及过于峻猛的攻伐之品，处方看似平淡无奇，疗效却很突出。

"寒者热之，热者寒之"是中医治则中的重要思想，陈氏对于药性的选择尤其严苛。如对于深静脉血栓形成的早期，患者表现为小腿以下或大腿以下突然肿胀，疼痛，压痛，皮温升高，皮色改变；手压胫前凹陷，不随手而起，同平面周径大于健侧；全身可出现畏寒发热，舌质淡紫，苔黄腻，脉弦滑数。该患者热象明显，以祛湿消肿为主，陈氏在选择活血化瘀药时，多选用牡丹皮、赤芍、丹参等偏凉性的药物；而后期肿胀渐消，热象减轻后，才使用温性的药物，如当归、川芎等。

四、重视外治

外治法在周围血管病的治疗中占有非常重要的地位，正如《医学源流论》所说："外科之法，最重外治。"但外治法和内治法一样，也必须进行辨证论治，即根据疾病不同的性质及病程不同的阶段，而选用不同的外治方法。也如《理瀹骈文》中所说："外治之理即内治之理，外治之药即内治之药，所异者法耳。"陈氏在应用外治法治疗周围血管病方面，积累了丰富的临床经验，并认为外治作用更直接，用之得当，往往事半而功倍。陈氏还在深入研究古籍方药的基础上，研发了多种临床疗效显著的外用方药，有散剂、膏剂、洗剂等多种剂型。临床使用方法也多种多样，包括湿敷、箍围、浸渍、熏蒸等。

对于脱疽证属脉络阴寒、血瘀证者，常选用红花、桂枝、透骨草、干姜、花椒等温经散寒、活血祛瘀的药物进行泡洗。

对于急性血栓性浅静脉炎、臁疮等湿毒较重，或脓腐较多的溃疡疮面，常选用黄柏、苦参、马齿苋、金银花、连翘等清热解毒、活血消肿、祛腐排脓的药物，进行湿敷或泡洗。

对于深静脉血栓形成、浅静脉炎等证属脉络热毒证者，常可见四肢红肿热痛、溃疡、糜烂，陈氏常使用土茯苓、蛤蟆草、金银花等进行泡洗或湿敷，其研制的院内制剂宁舒洗剂已在临床上广泛应用，对属于脉络热毒证的血管病可取得满意疗效。对宁舒洗剂进行的初步体外抑菌试验、皮肤毒性试验等均显示，宁舒洗剂对金黄色葡萄球菌、表皮葡萄球菌、大肠埃希氏菌（大肠杆菌）、铜绿假单胞菌和变形杆菌这五种常见致病菌均有抑菌和杀菌作用；对于产"超广谱 β‑内酰胺酶（ESBLs）"的大肠杆菌（耐药菌株）的抗菌作用与普通的大肠杆菌（非耐药菌株）相同，提示外用宁舒洗剂在治疗耐药菌株的感染方面有着独特的优势。

对于下肢静脉回流障碍性疾病，如静脉曲张、深静脉瓣膜功能不全、深静脉血栓形成后遗症期等，表现为小腿皮肤营养障碍，如发生皮肤干燥、脱屑、瘙痒，逐渐出现色素沉着等症时，陈氏常用含油脂丰富的冬瓜仁、杏仁、桃仁，再加白鲜皮，煎汤外洗，可起到活血、润燥、止痒的作用。

针对周围血管病局部见红肿热痛等阳性表现者，在未溃的情况下，陈氏常使用大黄、黄柏、滑石，共研极细末，再用绿茶水或菊花水调成糊状，敷于患处，具有清热、消肿、止痛的功效。

在外治方面，陈氏特别强调两方面的问题，一是强调辨证使用外用药；二是强调选择合理的剂型。如渗出较多时宜选用湿敷或泡洗，此时用油膏不仅不能起到好的作用，还会造成皮损的深入或蔓延。

对于溃疡和坏疽的处理，陈氏认为周围血管病溃疡或坏疽的治疗有其特殊性，溃疡或坏疽的处理应该先进行全身综合治疗，如改善循环、控制感染、控制血糖（糖尿病患者）、控制相关急慢性并发症等，再根据溃疡或坏疽的性质、轻重程度，选择合理的方式进行。有两个关键点，其一是清创时机的选择，其二是合理的方式。抓住治疗时机，进行局部化腐清创及分期处理，是治疗成败的关键。分期治疗方法如下：

初期：浅表溃疡，病灶尚未波及肌肉组织时，治疗的重点是改善循环，局部创面每天换药一次，但不宜过分清创，给予解毒、活血、生肌药物，如二黄散、如意金黄散、生肌膏等。对于水疱、血疱，在严格消毒条件下，从水疱低位处将其内容物尽早抽出至干瘪。

脓肿形成期：皮下组织感染形成蜂窝织炎、脓肿或窦道。在基础治疗的同时，抓准时机切开排脓引流，予中药解毒洗剂纱条湿敷或填塞，保持引流通畅，避免挤压和过分处理，以免感染沿肌间隙蔓延扩大。对坏死组织多采取蚕食的方法逐渐清除，当患者经过基础治疗后，血糖和感染得到有效控制，微循环得到改善，此时可以加大清创的范围和力度，但应注意保护有生命能力的肌腱和韧带。可根据分泌物的细菌培养和药敏化验结果，选用有效抗生素内服或外用。

生肌阶段：对生肌和祛腐阶段的时机掌握，是相对而言，不可能绝对分开，一般在祛腐阶段后期，坏死组织逐渐清除，分泌物逐渐减少，创面比较清洁红润，应该侧重生肌药物的应用。可选用生肌玉红膏、生肌散，每日或隔日换药，以达到活血化瘀，去腐生肌，促进肉芽组织生长，促进伤口愈合的目的。

陈氏强调，无论采用哪种清创换药方法，均应注意以下问题：

①周围血管病患者出现坏疽时大多存在严重的血液循环障碍，因此在对其溃疡或坏疽处理的同时，应注意积极改善其血液循环，纠正局部缺血状态。

②清创后应尽力使清创后的创面形成中央低、周围高的态势，以利创面生长。

③对暴露的肌腱应谨慎处理，不可拉长后切断，以防止感染的肌腱回缩后造成感染范围扩大。

④用"鲸吞法"清创后的创面不宜缝合，包扎亦不应过紧。

⑤慎用腐蚀药。

⑥对于溃疡而言，应防止脓腐深窜。趾（指）溃疡时，应注意分离邻趾（指）包扎，防止脓液侵蚀相邻趾（指）。

⑦坏疽处理：对于干性坏疽，应常规消毒，干燥暴露，或用薄层无菌纱布包扎。湿性坏疽应特别注意患者的体位，中药纱布填塞时注意充分引流，避免脓液侵蚀肌腱、软组织，防止其向近心端扩散，同时可酌情配合使用泡洗、湿敷等其他外治法。

五、强调护理的重要性

陈氏还重视周围血管病的护理，除了要求戒烟、科学饮食、保暖、肢体功能锻炼等常规的护理措施外，尤其强调了以下几个方面：

（一）体位

正确的体位对周围血管疾病的恢复至关重要，采取正确的体位，能有效地改善肢体的循环灌注状况，甚至能减少病残率。如：

下肢急性动脉栓塞的患者，应绝对卧床，床头抬高，取下肢低于心脏水平的半卧位。

深静脉血栓形成的患者，在急性期应绝对卧床，患肢抬高30°，以利于静脉回流，或膝关节轻度屈曲，以增加舒适度。

对于深静脉血栓形成恢复期的患者及静脉瓣膜功能不全的患者，不主张长期抬高患肢。特别是伴有动脉供血不全或老年患者，更不宜长久地抬高患肢，以免造成动脉供血不足。

对于伴有溃疡或坏疽的患者，应选择有利于创面脓液引流的体位，防止脓液深窜。

（二）精神护理

周围血管疾病往往病程较长，患者长期受疾病的折磨，在心理上容易出现不良倾向，常见的不良心理倾向包括：焦虑、恐惧、沮丧、失望、忧伤等。应减轻患者不良心理反应的程度，争取其配合。通过安慰、开导等方法可纠正患者的不良心理状况，使其树立信心，情志调畅。即"告之以其败，语之以其善；导之以其所便，开之以其所苦"（《灵枢·师传》）。教会患者自我调节的方法，目的是让患者清心涤虑，凝神静养，使其积极主动配合。使患者接受相关知识，对所患疾病有一定了解，消除恐惧感。要鼓励患者树立战胜疾病的信心，多举临床治愈的病例，引导患者有乐观精神，消除低沉情绪，避免悲观失望；护理人员要关心、爱护、体贴患者，正确引导患者；患者的心情要舒畅，生活要有规律，不可过思，思虑伤脾，脾受伤，食欲不佳，影响气血生化之源泉，会使身体情况恶化，从而使病情加重。因此，关心患者病情，认真周到的服务，解除患者的思想负担，使其积极配合医护人员的治疗，会使疾病早日治愈。

（三）对患肢的保护和创面的护理

1. 对缺血性患肢的护理

对缺血患肢的护理，尤其是对下肢和足部等疾病好发部位的护理，应着重于清洁和保护两方面。

（1）清洁

用温水和中性、刺激性小的肥皂洗脚，用毛巾彻底擦干，尤其是趾缝间。擦拭动作要轻柔，不要用力揉搓及摩擦皮肤。脚太干燥时，可涂一层薄羊毛脂或含水分的润滑剂，轻轻擦拭皮肤，避免使用含酒精或香料的润肤液。

洗脚用水温度要适宜，应先用身体感觉正常的部位或由他人测试水温，有条件时可用水温计测量，以防烫伤。

修剪指（趾）甲时，应在良好的光线下进行，先将指（趾）甲在温水中泡软，用指甲刀（而不用剪刀或刀片）将指（趾）甲剪平，勿使甲下皮肤露出。视力不佳的糖尿病患者或老年人，应让他人代劳。畸形变厚的指（趾）甲，更应小心修剪。

（2）保护

为尽量避免足部皮肤潮湿，应穿吸湿性好的棉织袜，穿透气性较好的鞋。忌穿容易使足部发汗的帆布鞋或胶鞋。穿宽松舒适的鞋子，不穿高跟鞋，穿鞋后以鞋不挤压脚趾为好。穿鞋前应检查鞋内有无异物，勿光脚在地上行走，夜间可穿保护性袜子。

注意局部保暖，不要暴露在冷空气中，也不要在冷水中洗手、洗

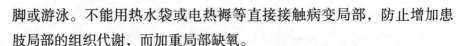

脚或游泳。不能用热水袋或电热褥等直接接触病变局部，防止增加患肢局部的组织代谢，而加重局部缺氧。

在无障碍物的平地上练习行走；勿在拥挤的人群中穿行；在黑暗的走廊或室内行走时要开灯；视力不好的患者更应借助器械或在他人陪同下行走、活动。

防止蚊虫叮咬。皮肤瘙痒时，可用止痒药剂涂擦，切勿用手抓挠。

2. 对疮面的护理

一旦出现疮面，应由医生换药，或在医生指导下合理换药。严格遵照无菌操作，手法要轻巧，注意保护新生肉芽，减少疼痛。对于脓液较多的疮面，疮面护理的原则是尽量使分泌物排出。

清除坏死组织时，要根据患者的全身情况和患肢血供情况选择合适的时机，缺血性疮面多采用"蚕食"法。在换药或清除坏死组织时，要注意保护正常皮肤与正常肉芽的生长。如果肉芽生长过快或肉芽水肿，会影响上皮的再生，使创口难于愈合，此时应停用生肌长肉的外用药，适当修剪肉芽，或用高渗透盐水纱条外敷或加压包扎等。

疮面换药，要选择合适的外用药剂型。使用油膏之类药物，一定要按溃疡的大小施药，面积不可太大，避免使油膏腐蚀正常组织。

用绷带或纱布包扎时，不宜太紧，以免影响血运，影响创口的愈合。若趾（指）端感染，为防止出现五趾（指）相染之症，在换药时，应用清洁无菌纱布行逐趾（指）分离包扎，使健康趾（指）与感染趾（指）分开，以免健康组织受浸渍而发病。

（四）正确进行肢体功能的锻炼

陈氏重视指导患者进行正确的肢体功能锻炼。肢体功能锻炼的目的：一是避免肢体功能失用性减退，防止关节的僵硬和肌肉的萎缩；二是促进肢体侧支循环的建立。陈氏特别强调要有正确的锻炼方式和锻炼强度，在锻炼方式上强调安全性，在锻炼强度上要求适当。如对早期动脉闭塞性疾病的患者，陈氏要求患者锻炼时的步行距离应略微超过跛行距离，以促进侧支循环的建立。

六、重视预防和早期治疗，对"治未病"理解深刻

陈氏认为中医"治未病"理论是具有战略智谋的思想，是治疗的基本法则，是医生追求的最高境界。中医治未病思想与当前中国医学发展的战略重点相吻合。根据 21 世纪医学模式的变化和我国医疗卫生工作的实际，国家已经提出了医学发展的重点应该"前移"和"下移"，前移的意思是要以防病为主，下移的意思是要把重点放到基层。前移就可以实现把治病为目的的治疗医学转换到"治未病"为目的的养生和预防医学上来。

陈氏认为，中医"治未病"包括三个重要环节：第一是针对健康人的养生保健，这就需要普及中医养生知识，培养健康的生活方式，防病于未然；第二是针对亚健康人群的早期干预，体现防微杜渐，欲病早治的预防思想；第三是针对疾病人群的"既病防变"，掌握疾病的变化规律，阻断疾病进程，以达到治病防变的目的。为此，陈氏积极开展健康教育、疾病普查及流行病学研究等。

（一）积极开展健康教育，强调预防和早期诊断治疗

陈氏认为健康教育是中医临床的重要组成部分，通过健康教育可以提高患者防病治病的主动性，对早期发现、早期诊断、早期治疗周围血管病的意义重大。同时对周围血管病患者进行健康教育，可以有效地疏导患者的悲观急躁情绪，使患者对周围血管病治疗的长期性有正确的认识，可增强信心，对治疗效果有正确的预期，从而使其更好地理解治疗护理方案，提高患者的依从性。

陈氏极其重视对患者的健康教育，不遗余力地利用各种平台宣传如何预防周围血管病的知识。无论是在门诊、病房，她都不厌其烦地向患者讲述周围血管病的相关知识；还时常在社区、机关单位宣讲周围血管病知识；并利用学会的平台编纂周围血管病科普知识的小册子。陈氏曾出版《百病中医自我疗养丛书——血栓闭塞性脉管炎》，还在中央电视台第 4 套（中文国际频道）《中华医药》、中央电视台第 10 套

（科技频道）《健康之路》、中央电视台第2套（经济频道）《消费主张》等栏目多次讲解周围血管病的相关知识。

（二）积极开展周围血管病的普查和流行病学研究

陈氏重视周围血管病的普查和流行病学研究，认为这是实现中医治未病的重要举措。一是在临床上反复呼吁有高血压、糖尿病、心脏病等疾病的患者要常规检查周围血管情况，以早期发现血管病变。二是积极开展疾病普查和流行病学研究，如开展深静脉血栓形成和肺栓塞的流行病学调查，开展下肢静脉曲张的普查等。其中，由中国医学科学院阜外医院主持的国家科技部九五攻关课题"肺栓塞的早期诊断与防治研究——下肢深静脉血栓形成的流行病学调查"，陈氏及多家医院参与了该课题，该课题初步归纳了下肢深静脉血栓形成的流行病学因素，明确了下肢深静脉血栓形成与肺栓塞的关系。

七、用药经验

陈氏在长期临床实践中，积累了丰富的经验，研发了多种院内制剂。其常用院内制剂简介如下：

1. 温脉通合剂

组成：桂枝、川芎、鸡血藤、干姜、当归、黄芪等。

功能：温经益气，活血通络。

主治：肢体动脉硬化性闭塞症、血栓闭塞性脉管炎、大动脉炎、雷诺病等，表现为肢体怕冷、疼痛、麻木，属脉络阴寒者。

2. 通脉宁胶囊

组成：黄芪、丹参、白芍、川芎、当归、赤芍、红花、地龙、郁金等。

功能：活血通络，化瘀止痛。

主治：血栓闭塞性脉管炎、动脉硬化性闭塞症、下肢深静脉血栓形成等证属气虚血瘀者。

3. 祛湿消肿胶囊

组成：炙黄芪、丹参、茯苓皮、赤芍、防己、炒白术、木瓜等。

功能：健脾祛湿，益气通脉。

主治：下肢深静脉血栓形成、下肢深静脉瓣膜功能不全、下肢浅静脉瓣膜功能不全、慢性小腿溃疡等，表现为肢体肿胀，属脾虚湿盛，脉络瘀阻者。

4. 静脉炎口服液

组成：黄柏、苍术、忍冬藤、赤芍、乳香、没药等。

功能：清热解毒，消肿止痛，燥湿行瘀。

主治：用于深浅静脉炎，症见下肢皮肤色红，皮温升高，肿胀，疼痛，属脉络湿热者。

5. 宁舒洗剂

组成：土茯苓、蛤蟆草、金银花等。

功能：清热解毒，活血通络。

主治：深静脉血栓形成、浅静脉炎及多种血管病，症见四肢红肿热痛、溃疡、糜烂，属脉络热毒证者。

6. 脱疽洗药

组成：红花、桂枝、透骨草、千年健、干姜、花椒、乳香、没药、鸡血藤、樟脑等。

功能：温经散寒，活血祛瘀。

主治：脱疽证属脉络阴寒、血瘀证者。

八、典型病案

【病案1】

张某，男，37岁。1992年7月28日初诊。

主诉：右足间歇性疼痛3年。

现病史：患者3年前右足第2趾疼痛后破溃，服通塞脉片后逐渐愈合。为防止复发，连续服该药3年。半月前，疼痛加重，行走200m

后小腿至足僵硬、沉重、胀痛、麻木，患肢发凉，夜间无明显疼痛。吸烟 16 年，15 支 / 日。

查体：右足皮色苍白，皮温低于左足，汗毛脱落，趾甲增厚。右足背动脉搏动消失。舌淡紫，舌边有齿痕，脉沉细。

阻抗式血流图检查：右小腿及足背动脉重搏波消失，单波波幅分别为 0.008Ω 和 0.009Ω。

中医诊断：脱疽（脉络寒凝证）。

西医诊断：血栓闭塞性脉管炎（组织缺血期）。

治则：温经散寒，活血通络。

处方：川乌 10g，桂枝 15g，生黄芪 30g，炮姜 10g，熟地黄 15g，白芍 15g，当归 15g，川牛膝 15g，川芎 10g，茯苓 30g，泽泻 40g，白术 10g，甘草 10g。

治疗过程：以上方为基础加减，治疗 1 个月后，症状改善明显。患者诉小腿寒冷感消失，跛行距离 400m，疼痛减轻，胀麻消失，仍有沉重感。舌淡暗，脉沉细。足背动脉可扪及。血流图右小腿及足背动脉波形改善，已有重搏波，波幅分别为 0.021Ω 和 0.026Ω。

【点评】

本案患者病属血栓闭塞性脉管炎早期，中医诊断为脱疽。其病因多为吸烟过度，烟毒损伤血脉，气血郁滞，脉络闭塞，阳气不达，寒湿内生。寒湿为阴邪，易伤阳气，合而为邪，阻滞气血。故患者出现肢体寒冷、僵硬、疼痛。动脉闭塞性疾病，虽都有脉络不通，然应深究脉络不通的原因。对于本案的患者来讲，由于阴寒伤阳，阳虚不能温煦血液而致血液凝涩不通是主要因素，因而治疗的重点不在化瘀而在通阳益气。陈氏认为本案患者单纯使用活血化瘀不能取得满意的疗效，应以温经益气为主，辅以活血通络。方中川乌、桂枝、炮姜温经散寒，为君药；当归、熟地黄、川芎、白芍养血活血，为臣药；茯苓、泽泻、白术健脾利湿，为佐药；川牛膝引药下行且能活血，生黄芪益气走表，甘草温润调和诸药，共为使药。本案中的治法与病机吻合，故临床效果显著。

【病案2】

李某，男，41岁，司机。2004年12月28日初诊。

主诉：左小腿肿胀4年半，伴酸沉乏力。

现病史：患者2000年4月因外伤致"左小腿胫腓骨骨折"，在外院行"左胫骨内固定术"，术后1年骨折愈合良好，恢复正常行走，于2001年4月手术取出钢板；外伤后左小腿曾出现肿胀，当时认为是外伤骨折所致，未重视治疗，四年来每于劳累后出现小腿乏力、沉胀、小腿肿，晨轻暮重；小腿内侧皮肤逐渐变成暗褐色，伴有皮肤干燥、瘙痒、脱屑，患者未重视治疗；近2周来，自觉左小腿乏力、酸沉胀感加重，影响睡眠，晨起后也无明显缓解，遂来就诊。

查体：左小腿中度可凹性肿，肤温略高，小腿胫前内侧皮肤散在片状褐色皮损，干燥脱屑；足靴区内侧可见约15cm陈旧性手术刀痕，周围皮肤呈暗褐色色素沉着，小腿内侧浅静脉曲张；股三角区压痛呈阴性；直腿伸踝试验（Homans征）呈阴性。右下肢不肿，肤温肤色正常。

肢体周径测量：距髌骨上缘15cm处大腿周径：左侧56.5cm，右侧56cm；距髌骨下缘15cm处小腿周径：左侧43.5cm，右侧40cm。舌质暗，舌体胖大，舌边有齿痕，苔白腻，脉沉。

下肢静脉彩超提示：①左股总静脉陈旧性血栓部分再通；②双侧股总静脉瓣膜功能不全。

中医诊断：水肿（脾虚湿瘀证）。

西医诊断：下肢深静脉血栓形成，下肢深静脉瓣膜功能不全。

治则：健脾益气，活血祛湿。

处方：生黄芪60g，川牛膝15g，地龙15g，陈皮60g，茯苓30g，泽泻40g，丹参30g，白术15g，当归30g，党参15g，防己10g，生甘草10g，生薏苡仁30g，白扁豆15g，黄柏15g，砂仁10g（后下）。水煎服，每日1剂。

同时针对小腿皮肤色素沉着、皮肤干燥瘙痒等情况，予以活血润肤、祛风止痒的中药泡洗，以及用乌麻祛风膏外涂。泡洗方药：杏仁10g，桃仁10g，冬瓜仁10g，白鲜皮10g。每日1剂，水煎取500mL，泡洗患肢。

治疗过程：

二诊：治疗2周后患者自觉左小腿酸沉胀感较前明显减轻，睡眠转佳。晨起后左小腿肿胀基本缓解，小腿肌肉较松弛，下午稍肿，皮肤干燥及皮炎好转。继服14剂，患肢仍用外洗方泡洗。

三诊：经上治疗2周后，患者左小腿酸沉胀感基本消失，查左小腿无明显可凹性肿，皮肤色素沉着变浅，皮肤较润泽。遂改用通脉宁胶囊口服，以巩固治疗，随访半年，症状稳定。

【点评】

本案患者诊断为下肢深静脉血栓形成及深静脉瓣膜功能不全，中医辨证为脾虚湿瘀证。陈氏认为深静脉血栓形成在临床上常见脉络湿热瘀阻证和脉络湿邪瘀滞证两种类型。脉络湿热瘀阻证常见于疾病的初期，往往表现为患肢大腿或小腿至足突然肿胀、疼痛、压痛、皮温升高、皮色红，应以清热解毒，利湿消肿为法治疗。而脉络湿邪瘀滞证常见于疾病的急性期以后，以患肢肿胀、沉重或胀痛，皮温不高或仅有微热，肤色正常或色暗，或小腿筋瘤，或足踝区色素沉着、瘙痒、渗出，或糜烂、溃疡为主要表现。本案患者即为此型，病机要点为脾虚、湿阻、血瘀三个方面。因而治疗上以健脾益气，祛湿消肿，活血化瘀为法，病机与治法紧密吻合，故能取得佳效。

【病案3】

何某，女，31岁。1993年11月3日就诊。

主诉：双手遇冷变色7年，加重2个月。

现病史：患者7年前发现双手遇冷时出现手指肤色变苍白，继则发绀、潮红，遇暖后可逐渐恢复正常，同时伴有麻木、胀痛，秋冬季节发作较频繁。曾在西医院检查，类风湿因子为阴性，血沉在正常范围，诊断为雷诺病，予以扩张血管药物（具体用药不详）持续治疗半年，效果不佳，以后未再坚持用药治疗。近2个月来，因天气逐渐变凉，患者双手指遇冷变苍白、发绀伴胀痛、麻木逐渐加重，不易缓解，为求进一步治疗，求治于陈氏。

查体：患者双手指皮肤紧韧，弹性差，十指远端肿胀、干裂，手指发凉。舌质暗，苔薄白，脉沉细。

化验：血沉为12mm/h；类风湿因子呈阴性；血液流变学检查示血小板聚集率高，血脂偏高。

诊断：雷诺病（气滞血虚寒凝证）。

治则：温经散寒，活血通络。

处方：当归20g，桂枝15g，白芍30g，川芎15g，丹参30g，柴胡10g，黄芪40g，陈皮10g，茯苓30g，细辛3g，生姜3片，通草10g，炙甘草10g，大枣4枚。水煎服，每日1剂，分早晚饭后1小时服。同时用复康洗剂泡洗双手，每日2次。

治疗过程：

二诊（11月18日）：服上方15剂后，患者双手指遇冷变色次数减少，麻木、胀痛、发凉减轻；嘱患者继续同前治疗，并用天麻膏外涂手指末端。

三诊（12月10日）：患者双手麻、胀缓解，手指末端肿胀好转，干裂基本愈合，遂改服温脉通合剂（25mL/次，每日2次）、通脉宁胶囊（每次6粒，每日3次），坚持治疗半年，未再发作，余症好转，病情痊愈。

【点评】

本案中的处方为陈氏治疗该类病的常用方，临证每在此方基础之上根据患者的不同证候加减变化。陈氏认为，本病表现为当患者受到寒冷刺激或精神紧张，情绪激动时，突然出现手指（足趾）苍白，然后青紫，继而潮红，可伴有刺痛或烧灼感，过后又可恢复正常，是营卫失和的表现，应调和营卫，通达气血。本案中处方由当归四逆汤加味而成，方中桂枝、细辛散表里之寒邪而温通血脉；当归、芍药养血和营；甘草、大枣温养脾气；通草入经通脉，合用而成温经散寒、养血通脉之剂。加川芎、丹参、黄芪、陈皮、茯苓以益气活血，柴胡能理气解郁通脉，临床施治，屡见佳效。

第三节　相关论著

周围血管病中医证候标准化研究的意义和方法

陈淑长

（中华中医药学会周围血管病分会第一届学术大会论文）

中医证候诊断标准化是全面落实中医药标准化建设的重要研究项目，是加快中医药事业发展的重要举措，是适应国际标准化发展趋势的需要。就中医证候诊断标准化的研究内容，谈谈在中医周围血管病领域中的几点意见。

一、研究的紧迫性

中医医学的诊断，包括两级诊断，一是疾病诊断，二是"证候"诊断，证候是从属于疾病的。中医医学的诊疗特点，是辨证论治，不仅重视疾病诊断，更重视不同疾病的证候诊治。在中医临床上，"证候诊断"已是提高临床医师治疗水平的中心环节。因此，中医证候的诊断标准化研究极为重要。数千年来，中医在不断发展的过程中，因学派形成之多，所以，中医的若干基本内容，就证候而言，认识上多有不一致，如证候的概念含混，内涵不明确，同一个疾病的证候不一，对证候间的动态联系、变化中的临界状态的认识也不一致。这种不一致产生的原因可以有许多，但最重要的原因，是缺乏科学的、统一的证候标准和诊断标准。

中医周围血管病学是从中医外科学派生的一门新的临床学科，很多疾病在中医历史书籍中无明确记载，更无法谈及证候。据现代文章记载，有证候诊断的疾病中，同一疾病证候可统计出数十个名称。所以，周围血管病领域中的中医证候诊断标准研究需在中医药标准化建设工作中，不断提高自主创新能力，以加快中医药事业的不断发展。

二、研究的必要性

20世纪80年代初，原卫生部在全国组织了证候诊断标准化研究工作，并下达《中医证候规范》课题，成立了"证候概念专题起草小组"。该专题组提出的证候概念认为：证候是疾病本质的反应，在疾病发生、发展阶段中，它以一组相关的脉症表示出来，能够不同程度地揭示病位、病性、病因、病机，为治疗提供依据。80年代后期至90年代初，在编写的高等中医院校教材中，提出的证候概念，几经演绎，认为证候是证据、证验，是对疾病所表现的具有内在联系的各种症状的分析综合，并具有动态变化；在临床研究中，则偏重于证候的实质和定性、定量指标。但是，均不可忽视证候诊断的实用性。目前，证候诊断标准化的研究，已成为从事中医研究的学者所瞩目的课题。

2006年，国家标准化管理委员会正式批准中华中医药学会筹建"全国中医标准化技术委员会"，负责制定中医临床各科、中医药基础及应用技术等方面的各级各类标准。回顾1986年中华中医药学会外科脉管专业委员会成立之初，委员会非常重视该学科的古籍记载、临床观察及研究工作。疾病与证候诊断标准化研究成为首要工作，分会还成立了文献组、临床组、标准组，最先草拟了当时最常见的血栓闭塞性脉管炎、动脉硬化性闭塞症、深静脉血栓形成三个疾病的中医诊断及疗效评定标准，经过上述三个小组的分工与合作，以及反复修改与验证，于1990年正式完成定稿。时隔20年，疾病谱在改变，中医药事业在发展，周围血管病证候诊断标准的研究理应加快步伐，在保护和发展中医药的大好形势下不断拓展和深化。

三、证候的概念

证候是中医理论体系中的重要概念之一，是一个独立的诊断概念，是中医学界专用术语。证有证据、证明、证验之义，表证、里证，即疾病的部位；虚证、实证，即指正气与病邪的盛衰；寒证、热证，即疾病的性质；闭证、脱证，即病机的变化。证候的概念，临床上天天讲，但认识是否统一呢？证候，是中医从治疗角度对机体运动状态和方式的概括和描述。证候，是疾病发展过程中，某一具体阶段的本质反映，亦即是这一阶段的主要矛盾，但又受疾病根本矛盾所制约；它是由若干个具有内在联系的，可以揭示疾病本质的症状所组成；每一个证候，都有不同的表现形式和一定层次结构，它是疾病所处一定阶段的病因、病位、病性、病势等病理概括；在疾病的进展变化过程中，证候是动态变化的，证候变化首先表现为主症变化，辨证必须从主症入手，通过对主症变化的观察，可以及时发现证候的变化，从而预见疾病的传变规律。基于中医诊断包括疾病诊断和证候诊断，"病"是机体在疾病状态下，着重分析疾病损害的纵向认识；"证候"是机体疾病状态下，着重分析机体反应的横向认识；病与证候的结合，即纵向与横向的结合，能对疾病的认识更加全面、深入，方可揭示疾病证候的内涵、运动状态和方式。

四、证候标准化研究的方法

证候诊断的规范，不仅要研究证候的概念，还要通过对证候的剖析，阐明证候要素、层次结构，明确其内涵外延，统一证候名称及证候诊断。要统一就必须确定证候命名的方法及证候诊断的要求，使之既合理又可行。

确定证候应继承中医传统辨证理论，以临床实践为依据，应准确地反映该证候的本质和特征。需要强调的是，必须根据文献整理、临床调查与运用科学方法相结合的原则来确定证候。

（一）证候的命名

证候命名一般以临床表现为依据，其名称可选用病位加病因、病位加病性、病位加病理等组合方式命名，或用特征式方法命名，如以病因特征为证名，以病理特征为证名，以时令气候为证名等。周围血管病系外科临床学科，疾病主症表现在局部、表现在四肢，证候的名称在命名时有一定难度，需要认真研究，现将周围血管病证候与内科证候名称对照以供参考。

特征式命名方法：多以证候的主要特征命名。以病因特征为证名者，如寒湿证、寒痰证（内科）；以病理特征为证名者，如化热证、气虚证（内科）；以时令气候命名者，如暑兼寒湿证（内科）。

组合式命名方法：多以证候的客观反映命名。以病位加病性命名者，如脉络阴寒证、肾气虚证（内科）；以病位加病理命名者，如脉络瘀滞证、肝血瘀滞证（内科）；以病位加病因命名者，如燥邪犯肺证（内科）。

组合式命名比特征式命名方法更能体现一种疾病各个阶段的证候本质，如糖尿病下肢血管病变（疾病）的证候，我们初步将其归纳为气阴两虚，皮肤失养证；气虚血瘀，脉络阻滞证；阴虚血瘀，脉阻阴疡证；湿热瘀阻，脉闭筋骨毒腐证。

（二）证候的诊断

研究证候的诊断，首先应了解疾病的病理基础决定了其有一定的传变规律和发展趋势。研究疾病的病态和病势，把握其发生和发展规律，截断其恶化趋势，是中医学提高疗效水平及治未病思想的体现。病态和病势是由疾病各个阶段的证候体现的，所以在进行证候诊断时，要把握证候之间的联系及演变规律，这样才能准确地把握疾病的本质。

证候诊断的要求即证候诊断的标准，可表述为证候诊断模式，是将四诊所见（含体征），按主症、次症、舌象、脉象排列组合。首先，要求医者必须熟练地掌握识别主症的技能，正确地选择和识别主症，是提高辨证水平的重要标志。主症选择上的失误，往往会导致错误的证候诊断。辨证必须从主症入手，因为主症是反映该证候主要矛盾、主要病机的一类重要症状；主症能反映出该证候的病位、病因或病性特点；主症可以有一个或多个症状。同时，作为一个完整的、具有中医特色的证候模式，舌脉不应该忽视，所以主症和舌脉是不可少的。由于次症是补充说明主症病性的症状，可以全有、部分有或全无。其模式可见四组：

①主症 + 舌象 + 脉象；

②主症兼次症数项 + 舌象 + 脉象；

③主症数项兼次症数项 + 舌象 + 脉象；

④主症数项兼次症 + 舌象 + 脉象。

具备以上任一组条件者，即可确立该疾病的证候诊断。

需要强调的是，由于证候的辨证特点和学科的交叉，我们还需要克服门户之争，求同存异，建立起准确的周围血管病中医证候诊断标准，为推动中医药事业发展共同努力。

周围血管科常见疾病证候诊治指南（2015）

陈淑长起草
（中华中医药学会周围血管病分会颁布）

一、动脉硬化性闭塞症（中医名：脱疽）

1. 脉络阴寒证

患肢怕冷，酸痛，间歇性跛行。患肢皮肤温度或下降，皮肤颜色正常或苍白或苍黄。大、中动脉搏动正常或减弱。舌质淡紫，脉紧。

治法：温经散寒，活血通脉。

方剂加减：当归四逆汤（《伤寒论》）加减。

2. 脉络血瘀证

患肢持续性疼痛，夜间加剧，怕冷，胀痛，麻木，间歇性跛行加重。皮肤干燥欠润，可呈紫绀色，趾（指）甲增厚、变形，生长缓慢，汗毛稀少，或趾（指）腹弹性下降。大、中动脉搏动减弱。舌质紫，有瘀点或瘀斑，脉沉紧或弦。

治法：益气活血，通脉止痛。

方剂加减：四君子汤（《太平惠民和剂局方》）合桃红四物汤（《太平惠民和剂局方》）加减。

3. 脉络瘀热证

患肢烧灼疼痛，遇热痛甚，夜间痛剧，胀痛，麻木。皮肤干燥、脱屑、光薄或皲裂，可呈紫绀色，趾（指）甲增厚、变形、生长缓慢，汗毛稀少或脱落，趾（指）腹弹性下降。大、中动脉搏动减弱或触不清。舌质紫，苔黄，脉沉紧或细涩。

治法：养阴清热，化瘀通脉。

方剂加减：顾步汤（《外科真诠》）合桃红四物汤（《太平惠民和剂局方》）加减。

4.脉络瘀滞毒腐证

患趾（指）腐溃，疼痛难忍，夜间痛甚，腐溃可蔓延至小腿或小腿以上，范围渐大、渐深。皮肤干燥、脱屑、光薄或皲裂，趾（指）甲增厚、变形、生长缓慢，汗毛稀少或脱落，趾（指）腹弹性下降，萎缩。严重者可伴全身发热，口渴喜冷饮，大便秘结，小便短赤。大、中动脉搏动减弱或触不清。舌质红绛见裂纹，苔黄燥，脉沉紧或细数无力。

治法：清热解毒，透脓通脉。

方剂加减：四妙勇安汤（《验方新编》）合透脓散（《外科正宗》）加减。

二、血栓闭塞性脉管炎（中医名：脱疽）

1.脉络寒凝证

患肢发凉，酸痛，间歇性跛行。患肢远端皮肤温度明显下降，皮肤颜色或苍白或苍黄。中、小动脉搏动减弱或消失。舌质淡紫，脉紧。

治法：温经散寒，活血通脉。

方剂加减：当归四逆汤（《伤寒论》）加减。

2.脉络血瘀证

患肢持续性疼痛，夜间加重，发凉，胀痛、麻木，间歇性跛行加重。皮肤干燥欠润，可呈发绀色，趾（指）甲增厚、变形、生长缓慢，汗毛稀少，小腿或足部肌肉萎缩。中、小动脉搏动减弱或消失。舌质紫，有瘀点或瘀斑，脉沉紧或弦。

治法：益气活血，通脉止痛。

方剂加减：四君子汤（《太平惠民和剂局方》）合桃红四物汤（《太平惠民和剂局方》）加减。

3. 脉络瘀热证

患肢烧灼疼痛，遇热痛甚，夜间痛剧，胀痛、麻木。皮肤干燥、脱屑、光薄或皲裂，可呈发绀色，趾（指）甲增厚、变形、生长缓慢，汗毛稀少或脱落，小腿或足部肌肉萎缩。中、小动脉搏动减弱或消失。舌质紫，苔黄，脉沉紧或细涩。

治法：清热养阴，化瘀通脉。

方剂加减：顾步汤（《外科真诠》）加减。

4. 脉络瘀热湿阻证

患肢趾（指）端肿胀，皮肤潮红或紫红，如煮熟红枣，灼热疼痛，遇热痛甚，夜间痛剧。皮肤干燥、脱屑、光薄或皲裂，趾（指）甲增厚、变形、生长缓慢，汗毛稀少或脱落，小腿或足部肌肉萎缩。中小动脉搏动减弱或消失。舌质紫，苔黄腻，脉沉紧或滑。

治法：清热利湿，活血通脉。

方剂加减：四妙丸（《成方便读》）合四物汤（《太平惠民和剂局方》）加减。

5. 脉络瘀滞毒腐证

患趾（指）腐溃，灼热疼痛，夜间痛甚，常抱膝而坐。皮肤干燥、脱屑、光薄或皲裂，趾（指）甲增厚、变形、生长缓慢，汗毛脱落，小腿或足部肌肉萎缩。中、小动脉搏动减弱或消失。舌质红绛见裂纹，苔黄燥，脉沉紧或细数无力。

治法：清热解毒，透脓通脉。

方剂加减：四妙勇安汤（《验方新编》）合透脓散（《外科正宗》）加减。

6. 脉络气血俱虚证

疮口久不愈合，呈灰白色，如镜面，无脓液或脓液少而清稀。皮肤干燥、脱屑、光薄或皲裂，趾（指）甲增厚、变形、生长缓慢，汗毛脱落，小腿或足部肌肉萎缩。中、小动脉搏动减弱或消失。出现身体消瘦而虚弱，面色或苍白，头晕心悸，气短乏力。舌边齿痕质淡嫩，脉沉细。

治法：益气养血，活血通脉。

方剂加减：人参养荣汤（《太平惠民和剂局方》）加减。

三、糖尿病下肢病变（中医名：脱疽）

1. 气阴两虚，皮肤失养证

下肢乏力、易疲劳，足底异样感觉，下肢皮肤瘙痒、干燥、脱屑，汗毛稀少或脱落。舌质淡苔白，脉细。

治法：益气养阴，润肤通脉。

方剂加减：增液汤（《温病条辨》）合当归饮子（《外科正宗》）加减。

2. 气虚血瘀，脉络阻滞证

下肢麻或木、疼痛，间歇性跛行，或静息痛，足底异样感觉，感觉迟钝或感觉丧失，或刺痛或灼痛。皮色暗红或有瘀斑，皮肤干燥、脱屑或皲裂，汗毛稀少或脱落，趾甲增厚、变形、生长缓慢。舌边齿痕，质淡紫，有瘀点或瘀斑，脉细涩。

治法：益气化瘀，活血通脉。

方剂加减：补阳还五汤（《医林改错》）加减。

3. 阴虚血瘀，脉阻阴疡证

疮面发白或呈黑褐色，干枯皱缩，钝痛。皮肤干燥、脱屑或皲裂，汗毛稀少或脱落，趾甲增厚、变形、生长缓慢，肌肉萎缩，足或足趾畸形。舌质紫暗见裂纹，脉细或细涩。

治法：益气养阴，活血托毒。

方剂加减：生脉散（《医学启源》）合托里消毒散（《医宗金鉴》）加减。

4. 湿热瘀滞，脉络毒腐证

疮面脓液稠厚，深至筋骨，疼痛为重。皮肤干燥、脱屑或皲裂，汗毛稀少或脱落，趾甲增厚、变形、生长缓慢，肌肉萎缩，足或足趾畸形。舌边齿痕，苔腻，脉细数。

热毒炽盛者，可有高热、恶寒，甚者神昏谵语。舌质红绛，苔黄腻，脉洪数或滑数。

治法：解毒透脓，利湿通脉。

方剂加减：五味消毒饮（《医宗金鉴》）合透脓散（《外科正宗》）加减。

四、多发性大动脉炎（中医名：无脉症）

1. 肝肾阴虚，脉闭瘀滞证（头臂型）

视物模糊，耳鸣，上肢乏力，酸麻，或手指凉，眼畏光，记忆力减退，头昏嗜睡。颈总动脉、颞动脉、腋动脉、桡动脉的搏动减弱，或消失。舌质淡紫，脉弦细，患侧减弱或消失。

治法：滋补肝肾，活血通脉。

方剂加减：杞菊地黄丸（《医级宝鉴》）合桃红四物汤（《太平惠民和剂局方》）加减。

2. 心血不足，脉闭瘀滞证（胸、腹主动脉型）

心悸，头痛，头昏，下肢凉，间歇性跛行。上肢血压升高，腹主动脉、双股动脉、腘动脉、足背动脉的搏动减弱，或消失。舌质淡紫形嫩，脉弦细。

治法：益气养血，活血通脉。

方剂加减：八珍汤（《正体类要》）加减。

3. 肾阴不足，脉闭瘀滞证（肾动脉型）

头昏，腰背或胁腹部疼痛，血压升高。腰背部可听到血管杂音。舌质淡红，脉弦细。

治法：滋补肾阴，活血通脉。

方剂加减：左归丸（《景岳全书》）合桃红四物汤（《太平惠民和剂局方》）加减。

4. 心肾阴虚，脉闭瘀热证

突然身热，肌肉关节疼痛，颈肩尤甚，头晕目眩，体倦乏力，心烦失眠，口干喜冷饮，大便燥结，小便黄赤。舌质红苔薄黄，脉弦数，或脉微弱，或无脉。

治法：养心安神，益肾通脉。

方剂加减：天王补心丹（《摄生秘剖》）合杞菊地黄丸（《医级宝鉴》）加减。

5.脾肾阳虚，脉闭瘀滞证

腰膝酸软，肢体麻木，肢冷无力，脘痞纳少，畏寒喜暖，神疲健忘，头晕气短，面色㿠白，大便溏稀，小便清长。舌体胖，质淡苔白，脉微细或无脉。

治法：健脾益肾，温阳通脉。

方剂加减：理中丸（《伤寒论》）合右归丸（《景岳全书》）加减。

五、雷诺病（中医名：手足逆冷）

1.阳气不达肢端，血脉不利证

遇冷指（趾）端变色，先苍白，发绀，再潮红，可伴麻木，刺痛，发凉，或感觉迟钝，或精神紧张时指（趾）端变色。舌质淡暗，脉濡缓。

治法：温经散寒，养血通络。

方剂加减：当归四逆汤（《伤寒论》）加减。

2.寒凝血瘀肢端，脉络闭阻证

指（趾）冷，遇冷冰凉，色暗，指（趾）皮肤变薄、紧缩、硬韧，或伴有关节僵硬、伸屈活动受限。指（趾）动脉或闭塞。舌暗有瘀斑，脉紧。

治法：温经散寒，化瘀通络。

方剂加减：当归四逆汤（《伤寒论》）合桃红四物汤（《太平惠民和剂局方》）加减。

3.气血滞瘀指端，脉阻阴疡证

指（趾）腹见小米粒大小浅表破溃，或结痂，多无明显疼痛。舌暗有瘀斑，脉紧。

治法：益气通络，养阴生肌。

方剂加减：八珍汤（《正体类要》）加减。

六、手足发绀症（中医名：手足发绀）

阳气不足，肢端血脉不利证

遇冷则双手、足皮肤呈紫绀色，皮温降低，偶有皮肤感觉迟钝，肢体下垂或寒冷季节加重。舌质淡暗，脉濡弱。

治法：温经散寒，养血通络。

方剂加减：当归四逆汤（《伤寒论》）合四物汤（《太平惠民和剂局方》）加减。

七、网状青斑（中医名：网状青斑）

阳气不足，血脉不利证

前臂、小腿皮肤发生网状青斑，冷感，或感觉异常，或发胀，手压时斑纹可减轻或消失，颜面和躯干也可发生。舌质淡暗，脉濡弱。

治法：温经散寒，益气养血。

方剂加减：当归四逆汤（《伤寒论》）合八珍汤（《正体类要》）加减。

八、红斑性肢痛症（中医名：红斑性肢痛症，热痛）

湿热蕴阻肢端，血脉不利证

遇热时双足多对称性红、肿，皮温升高，痛如汤泼火燃，或双手同时发生。舌苔薄黄腻，脉弦滑。

治法：清热利湿，活血止痛。

方剂加减：萆薢渗湿汤（《疡科心得集》）加减。

九、下肢深静脉血栓形成（中医名：水肿）

1.脉络湿热瘀阻证

患肢大腿或小腿至足突然肿胀，疼痛，压痛，皮温升高，皮色改变。手压胫前凹陷，不随手而起，同平面周径大于健侧。全身可出现畏寒发热。舌质淡紫苔黄腻，脉弦滑数。

治法：清热解毒，利湿消肿。

方剂加减：四妙丸（《成方便读》）加减。

2. 脉络湿邪瘀滞证

患肢肿胀，朝轻暮重，沉重或胀痛，皮温不高或仅有微热，肤色正常或色暗，或小腿筋瘤，或足踝区色素沉着、瘙痒、渗出，或糜烂，或溃疡。舌边齿痕，质淡紫，苔白腻，脉沉缓。

治法：活血化瘀，利湿通脉。

方剂加减：桃红四物汤（《太平惠民和剂局方》）合防己黄芪汤（《金匮要略》）加减。

十、血栓性浅静脉炎（中医名：脉痹）

脉络血瘀闭阻证

浅静脉呈硬索状，无皮色、皮温改变，压痛、牵拉痛或自发痛。舌淡紫，脉弦。

治法：活血通脉，祛瘀止痛。

方剂加减：桃红四物汤（《太平惠民和剂局方》）合四君子汤（《太平惠民和剂局方》）加减。

十一、急性血栓性浅静脉炎（中医名：腘病）

脉络热瘀闭阻证

浅静脉有一处或一处以上呈红色硬索状，皮温高，疼痛，或反复发生、游走。舌暗红，脉弦紧。

治法：清热解毒，活血通脉。

方剂加减：五味消毒饮（《医宗金鉴》）合桃红四物汤（《太平惠民和剂局方》）加减。

十二、下肢静脉曲张并急性血栓性浅静脉炎（中医名：恶脉）

脉络筋挛热瘀证

下肢青筋卷曲成团，呈红肿硬索，肿痛，发热。舌质暗红，脉弦紧。

治法：清热利湿，活血通脉。

方剂加减：四妙丸（《成方便读》）合桃红四物汤（《太平惠民和剂局方》）加减。

十三、原发性下肢深静脉瓣膜功能不全（中医名：水肿）

1. 脉络湿阻证

下肢沉重，肿胀，可凹性水肿，压之不随手而起，发生单侧下肢或双下肢，轻重不一。舌边齿痕，苔薄腻，脉沉缓。

治法：健脾利湿，养血通脉。

方剂加减：参苓白术散（《太平惠民和剂局方》）合四物汤（《太平惠民和剂局方》）加减。

2. 脉络湿瘀，皮肤失养证

下肢沉重，胀破性疼痛，皮肤瘙痒，粗糙，色素沉着，或小腿肌肉痉挛。舌边齿痕，质淡紫，脉沉紧。

治法：健脾利湿，化瘀通脉。

方剂加减：参苓白术散（《太平惠民和剂局方》）合桃红四物汤（《太平惠民和剂局方》）加减。

3. 脉络瘀滞，皮肤阴疡证

下肢疮面肉芽色暗，脓水稀薄，周边色素沉着，皮肤粗糙，小腿沉重，水肿，胀破性疼痛。舌边齿痕，质淡紫，脉沉。

治法：健脾利湿，活血托毒。

方剂加减：参苓白术散（《太平惠民和剂局方》）合托里消毒散

（《医宗金鉴》）加减。

十四、下肢静脉曲张（中医名：筋瘤）

1.筋挛血瘀脉络证

下肢青筋怒张、迂曲，胀痛，易疲劳，乏力，有时小腿肌肉痉挛。舌质淡紫，脉涩。

治法：疏肝健脾，养血舒筋。

方剂加减：清肝芦荟丸（《医宗金鉴》）合参苓白术散（《太平惠民和剂局方》）加减。

2.筋挛湿瘀脉络证

下肢青筋怒张、迂曲，胀痛，沉重，可凹性水肿，压之不随手而起。舌边齿痕，质淡紫，脉沉。

治法：健脾利湿，活血通脉。

方剂加减：参苓白术散（《太平惠民和剂局方》）合四物汤（《太平惠民和剂局方》）加减。

十五、下肢淤积性皮炎（中医名：湿毒疮）

1.脉络瘀滞，皮肤失养证

下肢患处色素沉着，皮肤变薄，脱屑，瘙痒。舌淡紫，脉沉。

治法：养血活血，祛风止痒。

方剂加减：桃红四物汤（《太平惠民和剂局方》）合当归饮子（《外科正宗》）加减。

2.脉络湿瘀，皮肤失养证

下肢患处色素沉着，渗液，瘙痒，或皮下硬结，小腿胀沉。舌边齿痕，质淡紫，脉沉。

治法：渗湿活血，养血祛风。

方剂加减：萆薢渗湿汤（《疡科心得集》）合当归饮子（《外科正宗》）加减。

3. 脉络湿热，皮肤失养证

下肢患处色素沉着，皮温高，糜烂，渗液，疼痛，小腿沉胀。舌质紫暗，苔黄厚腻，脉弦滑数。

治法：清热利湿，解毒止痛。

方剂加减：四妙丸（《成方便读》）合五味消毒饮（《医宗金鉴》）加减。

十六、下肢慢性溃疡（中医名：臁疮）

1. 脉络血瘀阴疡证

下肢疮面肉芽色暗不鲜，少量脓液，周边色素沉着，皮肤粗糙。舌质淡紫，脉沉。

治法：活血祛瘀，益气生肌。

方剂加减：桃红四物汤（《太平惠民和剂局方》）合四君子汤（《太平惠民和剂局方》）加减。

2. 脉络湿瘀阴疡证

下肢沉重，疮面肉芽色暗，水肿，脓水淋漓，周边色素沉着，皮肤粗糙。舌边齿痕，质淡紫，苔腻，脉沉。

治法：利湿活血，益气生肌。

方剂加减：四妙丸（《成方便读》）合八珍汤（《正体类要》）加减。

3. 脉络瘀热湿疡证

下肢疮面肉芽暗红，脓液稠厚，疼痛，周边色素沉着，皮肤粗糙、渗液。舌暗红，脉沉。

治法：清热利湿，活血托脓。

方剂加减：四妙丸（《成方便读》）合透脓散（《外科正宗》）加减。

4. 脉络气血俱虚阴疡证

下肢疮面色淡，如镜面，少脓液。舌质淡嫩，脉细弱。

治法：益气养血，生肌长肉。

方剂加减：八珍汤（《正体类要》）加减。

十七、淋巴水肿（中医名：气肿）

1. 脾虚湿瘀脉络证

腕及手背，或上肢、下肢，或小腿局部水肿，皮色、皮温正常，皮肤硬韧，或粗厚，或呈橘皮样变，压之凹陷随手而起。舌边齿痕，质淡紫，脉沉。

治法：健脾益气，利湿消肿。

方剂加减：参苓白术散（《太平惠民和剂局方》）合五皮饮（《证治准绳》）加减。

2. 余热湿瘀脉络证

小腿，或足踝局部水肿，皮肤硬紧，微红微热，或粗厚，或呈橘皮样变，压之凹陷随手而起。舌边齿痕，质暗红，脉沉。

治法：清解余毒，利湿消肿。

方剂加减：四妙丸（《成方便读》）合五皮饮《证治准绳》加减。

第二章

奚九一学术思想与验案

第一节　医家简介

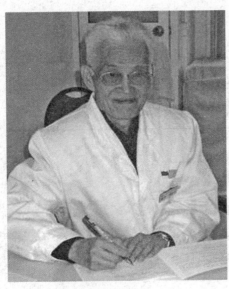

奚九一

奚九一，男，1923 年 4 月出生，江苏省无锡市人。主任医师、教授、博士研究生导师，上海市名中医，享受国务院政府特殊津贴专家，国家人事部批准暂缓离休的高级专家。

1953 年于上海同德医学院医疗系毕业。1956 年参加上海市首届西学中学习班，师从著名老中医张近三先生。1958 年于上海市在职西学中研究班结业。1991 年享受国务院政府特殊津贴。1993 年被评为"上海市名中医"。1997 年任全国名老中医药专家指导老师。并先后荣获全国及上海市劳动模范、全国卫生先进工作者等荣誉称号。

奚氏是我国著名的中西医结合脉管病专家和学术带头人，现任上海市中西医结合脉管病研究所所长。历任国家中医药管理局全国中医脉管病医疗中心主任，中国中西医结合学会周围血管病专业委员会副主任委员、顾问，中华中医药学会周围血管病分会顾问，上海中医药大学专家委员会委员，上海市第一人民医院国际医疗保健中心特约顾问，上海市名老中医诊疗所特约专家顾问，复旦大学附属中山医院特约高级医疗顾问，上海中医药大学附属曙光医院特约高级医疗顾问，上海市卫生局高级专业技术职务任职资格评审委员会中西医结合学科组委员，上海市中医药工作咨询委员会委员，香港保健协会特约专家顾问等。

　　奚氏从事中西医结合临床、科研、教学工作 50 多年，在诊治脉管病（周围血管病）上首创"因邪致瘀、分病辨邪、分期辨证、祛邪为先"的学术观点。1987 年首先发现并报道了"奚氏糖尿病足筋疽"的新病症。奚氏还通过多年研制，筛选内服及外用制剂 77 种，用于治疗血栓闭塞性脉管炎、肢体动脉硬化性闭塞症、糖尿病足坏疽、深静脉血栓形成、游走性浅静脉炎、静脉曲张综合征、自身免疫性血管炎、丹毒、慢性淋巴肿、多发性大动脉炎、痛风等 30 余种疾病，其临床总有效率达到 95% 以上，对疑难脉管病坏疽二级以上的重症，其截肢率平均降至 2% ~ 4%。

　　奚氏的课题曾获得多项科研基金的资助，共获得科技成果奖 12 项，其中省部级成果奖 5 项、市局级成果奖 7 项。如："血栓闭塞性脉管炎的中医治疗"获部级银奖；"清脉 791-1 恢复肢体动脉缺血的临床与实验研究"获部级重大科技进步乙等奖；"奚氏糖尿病足筋疽——肌腱变性坏死新病症的研究"获卫生部医药卫生科技进步三等奖及上海市科技进步二等奖；"软坚清脉方抗肢体动脉粥样硬化的临床与实验研究"获部级科技进步三等奖及上海市科委科技进步三等奖；"脉管病新分型分期祛邪疗法"获上海市卫生局科技进步乙等奖；"清营泻瘀法治疗深静脉血栓形成"获上海市卫生局科技进步乙等奖；"糖尿病足肌腱变性坏死症临床研究"获上海市卫生局临床医疗成果三等奖及科技进步一等奖；"痛风灵治疗痛风性关节炎临床研究"获上海市卫生局科技进步三等奖等。奚氏还先后主持国家"八五"攻关课题"肢体动脉粥样硬化症"，"十一五"攻关课题"糖尿病足的防护与治疗"及上海市重大疾病课题"奚氏糖尿病足筋疽"等重大项目。

第二节 学术思想

一、立论于"因邪致瘀"的发病观点

周围血管病是指原发性和继发性四肢血管的损害，以循环障碍为主的一组疾病。临床上分为缺血性和郁血性两类。两类疾病虽致病因素各异，病理、生理有别，但也有其共同的或相似的病理过程，表现为血管内膜受损，管腔狭窄，血流缓慢，血液黏度增高，血栓形成，即现代医学的血栓性疾病，属中医的血瘀证。中西医理论都认为"无因不成瘀"。

中医理论认为"病由因异"，各种不同的致病因素可引起不同的周围血管疾病；"瘀随证变"，血瘀的个性，即可由病因不同而有差异，又可随病情演变而出现"新瘀与旧瘀"之间的相互消长。因此，病因与血瘀在周围血管病的发病概念上，具有"因"与"果"的关系。中医对"病"与"证"的认识，有因病、因人、因时而异的动态发展观念，所以因瘀治瘀、执活血化瘀大法通治一切周围血管病的治法，虽有一定疗效，但不完全符合中医传统的"辨证求因"与"审因论治"的整体观，也难以反映致病因素与病理表现之间的内在联系。

"因邪致瘀"之中医理论探源。该理论早在《内经》中即有论述。《灵枢·刺节真邪》云："有一脉生数十病者，或痛、或痈、或热、或寒、或痒、或痹、或不仁，变化无穷……此皆邪气之所生也。"因此，"邪"被视为导致各种脉管病的致病因子。邪与血气凝滞可使脉管发生肿硬作痛的形态改变，正如《素问·调经论》所述："血气与邪并客于分腠之间，其脉坚大，故曰实。不可按之，按之则痛。"这些生动的临床描绘，十分类似于静脉血栓的体征，而邪留络脉可致血管闭塞的病机，如《素问·缪刺论》所述："今邪客于皮毛，入舍于孙络，留而不去，闭塞不通，不得入于经，流溢于大络，而生奇病也。"阐明了邪留络脉的发病过程是"邪留"而致小血管闭塞，进而发展成大血脉病变的"奇病"。奇病之名，唐代医学家王冰特别指出："病在血络，是谓奇病。"

综上可以看出，各种致病因子（邪）的侵入留滞是导致血管闭塞、血流障碍（瘀）的主要成因，这是中医学中血管病的病因与病机的理论基础。

奚氏认为，周围血管病的发病理论是以"邪"为致瘀之主因，由邪（各种致病因子、炎变反应等）——致瘀（血管痉挛、新血栓形成、旧血栓机化）——损伤（缺血或瘀血症）。因此邪盛则生新瘀，导致病情急性或亚急性进展，邪去后，新瘀渐转为旧瘀则病缓。又由于邪正相争的盛衰，血瘀的新或旧也随之消长。"邪→瘀→虚"三者主次比例的动态变化，必然引起临床缺血或瘀血征象呈现出或急或缓的更替。所以奚氏提出了"邪是标，瘀是变，损是果，虚是本"的观点。

二、推崇"分病辨邪，分期辨证"

奚氏认为，周围血管病的临床诊治，首先必须识病，此"病"是建立在现代自然科学发展的基础之上，以现代解剖学、组织学、生理学、病理学等为基础，以客观的实验检测和理化检查为依据，具有明确的质的规定性，对于疾病本质规律的认识更具体、更精细、更深入而全面。对指导治疗的针对性较强。其不同于在整体观念指导下着眼于机体整体病理反应的辨证论治。所以，只有辨清病种，才能掌握疾病发生、发展与转归的规律，进而确定治疗方案。

各种血管病在急性发作阶段，可表现出极为复杂的症候群，往往虚实交错，有邪有瘀，有寒有热。由于"邪"作用于患肢血脉，并对缺血或瘀血征象的发生过程起支配作用，故奚氏认为在临床治疗上应抓住以邪势为主的根本矛盾。分病应辨其主邪，而主邪是取其病因、病理、主症等来作为疾病辨证求因的依据，既能从微观上体现疾病的内在物质基础，又能从宏观上体现疾病的外象体质。

三、急则以祛邪为先，以清为要

周围血管病均系"因邪致瘀"，由于"邪"的致病才发生了体内邪正的对立斗争，形成了人体的损伤、功能失调等病理变化。遵照前人提出的"客邪贵乎早逐""邪不去则病不愈"及"邪去则正安"等观点，奚氏提出周围血管病的治疗应以祛邪为先，同时强调祛邪务早、务快、务尽。祛邪越早，人体正气受到的损伤越轻，越有利于病邪的祛除和病后的康复。病邪的祛除还必须做到果断、有力，尤其是对病情较为危急，邪实较甚者，只有病邪得去，正气才能得到保护和恢复。根据"必伏其所主，而先其所因"的中医理论指导，奚氏指出，要祛除病邪，首先应明确病邪的性质，然后再针对不同属性的病邪来制定不同的治法。

奚氏在五十多年的脉管病诊疗研究中发现，针对导致脉管病的不同病因，寻求相应的祛邪主药，可大大提高临床疗效。由此逐渐形成了用清法治疗脉管病的新思维，也形成了清法治疗脉管病的学术特色，具体而言包括以下方法：

（一）清脉解毒法

奚氏认为，各种脉管病肢端坏疽的急性发作期，多以邪盛（热毒）为主，血栓闭塞性脉管炎、肢体动脉硬化性闭塞症引起的肢端坏疽，均可见肢冷、皮肤苍白或发绀，皮温低等"寒象"，但患者往往"恶热喜寒"，冬天也要把脚伸出衣被，甚或患足踩在雪地或冰凉处以减轻疼痛。若投以温经活血散寒之剂，症状反而加重。其病证本质为"真热假寒"，是热毒炽盛的表现，所谓"热深厥深"。此时以清脉解毒法治疗，病情可迅速控制，逐渐好转。

代表方剂：七花消炎颗粒、胡黄连解毒颗粒等。

奚氏常用药物：七叶一枝花（重楼）、金银花、蒲公英、紫花地丁、胡黄连、苦参、垂盆草、生甘草等。

（二）清脉除湿法

奚氏认为，湿邪瘀滞下肢有多种表现，如由于长久站立，静脉功能不全，下肢静脉回流受阻，而引起下肢静脉曲张，肢体肿胀，并发湿疹、溃疡；或并发足癣；或化热染毒而导致感染；或继发流火（网状淋巴管炎），反复发作，导致淋巴水肿。应及时予以清脉除湿法治疗。

代表方剂：陈兰花颗粒、复方茯苓皮消肿颗粒。

奚氏常用药物：茵陈、山栀、黄芩、黄连、泽兰、苍术、白术、茯苓皮、马鞭草、益母草、马齿苋、白头翁、浮萍、土茯苓、六一散等；外用一边黄洗剂（一枝黄花、半边莲、黄精）。

（三）清脉凉血法

红斑性肢痛症、血栓性浅静脉炎等病症，病变以皮肤温度升高、潮红肿胀，产生剧烈灼热痛为特征。

代表方剂：清络通脉片。

奚氏常用药物：玄参、生白芍、地榆、槐花、水牛角片、紫草、生石膏、知母、青蒿、甘草等。

（四）清营化瘀法

奚氏认为，深静脉血栓形成急性期属"血热壅盛"，煎熬营血成瘀。其"血热壅盛、络脉瘀阻"是本病急性期的关键。表现为静脉炎性反应显著，静脉血回流障碍，下肢肿胀，且多有皮温灼热，皮色潮红、发斑，甚则全身发热等"气营两燔"之势。故奚氏在治疗上主张用清营化瘀法。

代表方剂：清营化瘀颗粒。

奚氏常用药物：人工牛黄粉、水牛角片、生地黄、紫草、益母草、大黄、元明粉、牡丹皮、甘草等。

（五）清脉软坚法

奚氏认为，动脉粥样硬化性闭塞症的病因为脂质代谢紊乱，致动脉壁脂质沉着，粥样硬化性改变。其病机为痰湿凝滞脉络，致脉管僵化、闭塞。老年多见挟风挟虚等兼证。宜拟清脉软坚化痰为主法治疗。

代表方剂：软坚清脉颗粒。

奚氏常用药物：海藻、牡蛎、豨莶草、泽泻、虎杖、槐花、失笑散等。

（六）清脉祛风法

结缔组织疾病并发的血管炎系免疫性疾病，如多发性大动脉炎、系统性红斑狼疮、白塞综合征（贝赫切特综合征）等结缔组织疾病并发的血管炎。其病变范围广、起病急、变化快，较其他脉管病更为复杂。奚氏认为，其病情错综多变，但病理基础不外乎阴阳失调，风邪入络，变生脉痹。

1. 多发性大动脉炎

病因为某种感染性变态反应，致大动脉周围炎（全层炎变）、血管狭窄或闭塞。辨证为"风热脉痹"。

2. 白塞综合征、类风湿关节炎、系统性红斑狼疮等并发的血管炎

病因为自身免疫反应，致细小血管炎变。辨证为"风热""热毒"或"血热"等证。

代表方剂：青泉通脉颗粒。

奚氏常用药物：徐长卿、金雀根、青风藤、藤梨根、蝉蜕、青蒿、浮萍、甘草等。

若兼热毒或血热证表现，当加用凉血解毒之白鹤颗粒，常用药物如白英、白花蛇舌草、蛇莓、半枝莲、生地黄等。

四、缓则活血生新，扶正善后

奚氏认为，周围血管病的构成是由"邪→瘀→虚"三者组成的复式综合体,是三者主次转化的动态表现,往往错综复杂。谁主谁次,在周围血管病演变的各个阶段,常有明显地偏移。因此,首先以分病、分期的辨证方法识别其主次;然后在常用的"祛邪""化瘀""扶正"三大治法的基础上来选药。按照"必先五胜,疏其血气,令其调达,而致和平"的中医理论指导,治疗周围血管病的原则为:治因与治瘀须有缓急之分。

急则治标——以祛邪为先,以清为要;

缓则治本——活血生新,扶正善后。

祛邪,须因病而异;化瘀,须因时而用;扶正,须因人而施。

奚氏分析,各种化瘀药(如活血通络药、化瘀止痛药、破瘀散结药、活血利湿药等)可用于周围血管病急性期开始缓解、邪祛瘀留之时。但选药时需注意:

新瘀宜凉、宜化,药味不必过多;旧瘀宜温、宜通,剂量不宜过大。

奚氏告诫,在周围血管病好转、缓解期,祛邪药不应长期应用,宜逐减渐至停用。此期可进行必要的局部手术,有利于愈合。

总之,周围血管病都有相似的瘀症,审瘀要点如下:

一是各病致瘀之邪不一;

二是急性发展阶段多为"新瘀"(邪盛于瘀);

三是慢性缺血、瘀血时多为"旧瘀"(由瘀伤正)。

故治瘀大法为:先究其致瘀之因,新瘀宜清,清其致瘀之因,以控制新瘀之发展;旧瘀宜补,补其化瘀生新之力,目的在于强化络脉之畅通。总之,急则不离祛邪,缓则不离扶正;以祛邪开其路,以扶正善其后。

五、倡导内外同治

外治法是运用药物和手术或配合一定的设备器械等,直接作用于患者体表某部位或病变部位,以达到防治目的的一种治疗方法。《理瀹骈文》云："外治之理，即内治之理，外治之药即内治之药，所异者法耳。"奚氏明确指出，外治法在周围血管病中占有非常重要的地位，其不但可配合内治以提高疗效，而且轻浅之症有时可以专用外治收功；而危险性溃疡必须配合外治。周围血管病运用外治法能有效地减轻肿胀、缓解疼痛，且能加快侧支循环的建立，从而改善微循环，消除临床症状。外治法的运用同内治法一样，需进行辨证施治，根据疾病不同的发展过程，选用不同的治疗方法；针对不同的症候，采用不同的处方。

六、注重心理调护

健康的心理、坚强的意志、乐观的情绪，能使患者气机调畅、气血调和；而忧愁、过虑、悲观、恼怒等病态的心理，则会导致患者出现自主神经功能失调、交感神经兴奋性增强、血中肾上腺素增加，而引起周围血管收缩。中医认为，情志不畅，则气机逆乱。清代唐容川谓："气结则血凝，气结则血滞。"周围血管病患者因病程缠绵，行动不便，不仅饱尝躯体病痛的折磨，而且也承受不同程度的经济负担和精神压力。因此，奚氏对患者的心理调护极为注重，平时要求医者做到以下几点：

①对患者有同情心。对他们的疾病和存在的诸多困难表示理解和同情，在治疗的同时要使其感到温暖。

②尊重患者的人格。对患者讲话，应做到语言文明，态度和气，倾听他们的意见，医护操作或动作应轻柔，使患者感到人格与尊严、生命与健康受到了尊重和重视。

③帮助患者建立自信心。病魔缠身使患者烦躁易怒、悲观失望，甚至轻生。因此在关心、帮助的同时应注意做好患者的思想工作，使其能正确对待人生。让患者了解周围血管病的防治常识，让他们建立战胜疾病的勇气和信心。并以精心的治疗、热情的服务和真诚的帮助来抚慰患者受伤的心灵，做他们可信赖的朋友。

七、诊治经验

奚氏从事周围血管病的诊治和研究已有五十多年，具有丰富的诊治经验，并形成了很多独具特色的方法和理论，现将奚氏最具特色的诊疗经验和理论略举一二，以飨读者。

（一）倡导糖尿病足的新分类法，首次提出"筋疽"病名

奚氏在长期临床实践中发现，糖尿病足的现有分类在诊断和病理分类上具有一定意义，但是对于临床治疗缺乏指导意义，于是他结合临床提出了新的分类方法及相对应的治疗方法，疗效确切。特别是奚氏于1987年首先提出"糖尿病足肌腱变性坏死症——筋疽"这一新的病理类型和病名，并指出高血糖致足部肌腱变性坏死是糖尿病足的又一主要发病因素。奚氏认为，糖尿病足筋疽是糖尿病足的一个最常见的病理类型，主张采用清法，即运用清热解毒祛湿中药结合祛腐清筋术可有效治疗糖尿病足筋疽。

1. 皮肤变性皮损型——湿犯皮损

（1）水疱症

较常见。患足趾跖表皮散在透明水疱，大小不一，无明显红肿。大多在吸收后，局部呈圆形黄斑或黑色瘀斑。本症有复发性。少数因继发真菌感染，形成白糜状浅表损害，患足多无急性缺血性体征，可呈慢性浅溃疡。但也可经久不愈，深入皮下组织，引起组织坏死。患足动脉搏动可有或无，但抬高苍白试验为阴性。

（2）湿糜/浅溃疡症

较多见。趾丫糜烂、潮红，渗出脂水较多或湿疹样浅溃疡，伴有局部皮肤轻度肿胀，或趾跖有橘皮样肿（局部淋巴水肿）。本症易于深入趾骨跟部，伴有周围坏死。患足动脉搏动可有或无，但抬高苍白试验为阴性。

（3）皲裂/鳞痂症

较常见。中老年性足跖及掌缘，皮肤皲裂粗糙、鳞屑痂皮层出不

穷。此为该病之肇始，当积极防治。皲裂处出现细黑斑点（单发或多发），不可轻视。浅小黑点，可以深入扩大，引起组织坏死；也可以邪深入骨，引发骨髓炎。患足动脉搏动可有或无，但抬高苍白试验为阴性。

（4）跖疣性溃疡症

较少见。镶嵌疣发病率极低。由人疣病毒引起，疮面圆形角化，角化表面削去后，显示多发杨梅刺样疣心、角性赘疣。可反复混合感染，若疣毒扩大，灼热肿胀，可伴发局部淋巴肿，较为顽固。患足动脉搏动可有或无，抬高苍白试验为阴性。

（5）趾丫甲癣症

较常见。有干性及湿性两种，隐性的较多。在此症发生之前，就应积极防治，但目前绝大多数患者不予重视，医者亦不重视。最易诱发：真菌性甲沟炎肿胀、真菌性过敏皮炎、真菌性湿疹、真菌性毛细血管血栓形成、真菌性皲裂性血栓、慢性真菌性局部淋巴肿等。患足动脉搏动可有或无，抬高苍白试验为阴性。

皮肤变性皮损型的治则为清热利湿，可内服陈兰花冲剂，或以茵陈、栀子、黄芩、黄连等中药为主；外用海桐皮、威灵仙、皂荚等；或用甲硝唑（液、粉）、新洁尔灭酊等，亦可使用复方咪康唑软膏、宝龙康软膏。

患者应重视低蛋白血症与足癣，注意皮损处的干燥、清洁，大多可避免糖尿病足坏死的发生。

2. 奚氏肌腱筋膜变性坏死型（筋疽）——湿郁筋损

发病年龄＞50岁者占90.9%，性别上男女患者无明显差异，患糖尿病＞5年者占83.2%，在坏疽发生后发现糖尿病者占16.8%。

（1）病理特征

病变主要发于趾、跖、踝、小腿等部位的肌腱胶原组织，光镜下结构紊乱、疏松，发生变性、坏死、分解腐败，腱细胞数量减少，炎性细胞聚集，PAS染色为强阳性，神经有不同程度的损害。

电镜显示：超微结构肌腱改变明显，可见大量肿胀变性的胶原纤维，或见胶原纤维溶解现象，腱细胞高度固缩，出现大量凋亡小体；病变区可见吞噬活跃的炎性细胞，但微血管仍通畅等。动脉硬化性闭塞症（ASO）缺血性坏死的肌腱组织结构完整、排列整齐。

临床局部呈肿胀，潮红灼热，渐至湿性坏死。患足血供良好，肢端无明显缺血征象，大多数患者的足背动脉及胫后动脉搏动良好，如有肢端动脉闭塞，但抬高苍白试验为阴性，皮温较健侧高，色泽、代偿较好，且无明显静息痛。临床多伴有"三高"（持续高血糖、高血沉、高白细胞）和"三低"（低白蛋白、低红细胞、低血红蛋白）。因此，无需将活血、抗凝及血管外科手术作为主要治疗手段。

（2）急性发作期

初期患足趾炎肿，或呈实性巨趾、巨跖性肿胀，张力较高，无波动感；局部色红、灼热，逐渐皮下积液，波动感增强，切开或破溃后，有大量稀薄棕褐色、秽臭液体溢出，可见创面及周围组织红肿。病情发展急骤，有明显炎症反应，可迅速蔓延全足及小腿。年高伴有心、脑、肾等并发症者，可危及生命。

肌腱改变：有不同程度的肌腱变性、水肿、坏死现象。近疮口的病变肌腱呈帚状松散，腐烂液化后形似败絮，形成窦道。沿创口内探查，深部肌腱失去银色光泽，呈灰白色，弹性、柔韧性均减退，水肿增粗。临床可分为轻度（Ⅰ）、中度（Ⅱ）、重度（Ⅲ）三级。疗程为1～3个月。

（3）好转恢复期

经中西药治疗后，局部坏死肌腱清除，肿胀消退，肉芽生长，色泽红润，创面、窦道逐渐愈合。奚氏认为，本病病机为久消气阴两虚，气虚生湿，阴虚损筋；湿郁筋肿，郁而化热，筋腐成疽。本病属中医的"阳证""热证"，不属于一般缺血性脱疽的"阴证""寒证"。

（4）肌腱筋膜变性坏死型（筋疽）的治则

急则治标，采用中西医结合之"清法"；缓则治本，使用"养法"以巩固疗效。可内服陈兰花冲剂、除消通脉冲剂等。或以茵陈、苦参、栀子、黄芩、黄连、制大黄等。外用一枝黄花、半边莲、黄精等，或用 0.5% 甲硝唑湿敷。急性期的治则，要控制发展，"湿去自缓"，但持"活血化瘀法"难以控制。

3. 血管闭塞缺血性坏死型（脱疽）——痰湿瘀阻

有微血管闭塞和大中血管闭塞两种类型。

（1）趾端浅瘀症——皮肤毛细血管痉挛、郁血性瘀滞

临床表现：较少见。两足趾对称性或多个趾面可散见细小花絮状紫纹或浅瘀斑，指压可退色，但回流缓慢，渐呈茧壳状分离脱落。如无继发感染，一般不致形成溃疡。趾体与前跖可无发绀，可有郁积性刺痛，大多尚能缓慢步行。胫后及足背动脉搏动减弱或正常，抬高苍白试验为阴性或弱阳性；皮肤浅表可见紫纹，早期有可逆性。

治则：益气温阳。

处方：内服阳和通脉片，或以黄芪、桂枝、细辛、鹿角片、熟地黄、益母草等中药为主。外用 703 粉合清膏粉调涂患趾。703 粉是奚九一教授拟定的协定处方，由紫草、血竭、牛黄等组成，具有清热解毒、活血散瘀的功效。

（2）肢体血管闭塞坏死症——大中血管硬化狭窄或闭塞

临床表现：较常见。肢端缺血征明显，如趾跖苍白、发绀，单个或多个趾端逐渐瘀黑，呈上行性干性坏死伴感染，发展较快；伴间歇性跛行，静息痛剧烈。颈动脉及腹主动脉、股动脉可听到吹风样杂音，足背及胫后动脉搏动消失，抬高苍白试验为强阳性。

治则：清脉软坚化痰。

处方：可内服软坚清脉饮，或以制首乌、海藻、豨莶草、牡蛎、蒲黄等中药为主治疗。患足前半跖坏死，治疗后分界较快者，可做前半跖切除缝合；如年高伴有心、脑、肾疾患，且静息痛难以忍受者，可考虑尽早做膝下截肢术。

4. 末梢神经变性麻痹型——下消风痹之肝肾亏虚证

（1）寒痹症——寒痹

临床表现：较多见。足趾、跖踝出现麻木或刺痛、发凉，对称性

双足感觉障碍，或有单个肢体疼痛感觉明显者。患足掌踏地均有踩棉絮感，少数有"肢冷"，入夏尚穿棉袄，下寒及于足，上寒及于膝股者。足背动脉及胫后动脉搏动存在，抬高苍白试验为阴性。

治则：长期温补肝肾。

处方：可选首乌保元冲剂、追风灵片等，或以黄芪、制何首乌、熟地黄、山茱萸、鹿角片、五味子等中药为主。本症由于下肢感觉障碍，不知冷热，故最易因烫伤及外伤感染，致形成坏死，可从筋疽治则处理。

（2）灼热性肢痛症——热痹

临床表现：较少见。患肢有烧灼性疼痛，或伴放射痛，夜甚，肢体触觉敏感。肢端无明显缺血性体征。足背动脉及胫后动脉搏动较为有力。

治则：养阴清络。

处方：可选清络通络片，或以水牛角片、生地黄、玄参、地榆、五味子、生石膏等中药为主。

5. 趾跖骨变性萎缩型——下消骨痹之肾虚证

（1）趾骨萎缩症——骨萎之寒证

临床表现：极少见。年高者可见趾骨吸收，萎缩畸形，肢端怕冷。足背动脉及胫后动脉搏动存在，无明显缺血体征。

治则：养法，长期补肾养髓。

处方：可选金匮肾气丸、附桂八味丸、刺五加片等。

（2）趾骨骨髓炎——骨痹之热证

临床表现：较常见。多由糖尿病足坏疽感染引起。

治则：清法治疗，分界后切除即可愈合。

处方：可选陈兰花冲剂、除消通脉冲剂、透骨消肿冲剂等。

上述五大类型常分为 12 种病症，这些病症可单独出现，或同时并见，或相继发生，但多以某一种病理改变为主。

（二）静脉曲张按并发症分类，注重病证结合和辨证防治

静脉曲张的并发症具有范围广、病程迁延的特点。奚氏归纳了 15

种并发症，临床分为阳气虚证、湿热证、络热证、热毒证、挟风证五大证候类型，按此辨证治疗，疗效确切。具体辨证治疗方法如下：

1. 单纯静脉曲张症

临床表现：下肢浅静脉多处盘曲如蚯蚓状，或屈曲成团，站立时明显，久立后小腿作胀但不痛，大多是朝轻暮重。

辨证：阳虚及气虚下陷证。

治则：以温阳升提法、益气升提法为主治疗。

处方：温阳升提法常用熟附片、苍术、枳实、垂盆草、甘草等；益气升提法用炙黄芪、苍白术、炒枳壳、升麻、垂盆草、甘草等。

2. 并发浅静脉炎

临床表现：可触及单个或多个条索状硬结，局部红肿作胀，不甚疼。

辨证：静脉淤血性络热证。

治则：清络凉血。

处方：内服清络通脉片（由水牛角片、生地黄、生石膏、紫草、甘草等组成）、清脉 791-1 冲剂（由垂盆草、甘草等组成）。

外敷芙蓉膏（由芙蓉叶、赤小豆、商陆等组成）或将军散（由大黄、元明粉、甘草粉等组成）。

3. 并发痛性浅静脉炎——变应性皮肤血管炎

临床表现：浅静脉炎变，硬肿条索块，以疼痛为主，伴灼热。

辨证：络脉血热酿毒证。

治则：以清热解毒法为主。

处方：内服白鹤冲剂（由白英、仙鹤草、白花蛇舌草、半枝莲、重楼、垂盆草、甘草等组成），或加服清络通脉片。

4. 并发淤积性皮炎

临床表现：静脉曲张伴皮肤瘙痒，搔之红肿，无溃疡，皮肤灼热，局部皮色呈浅棕色或黑褐色，或有足癣，或有肌肤甲错，俗称"乌靴腿"。

辨证：淤血湿热生风证。

治则：以凉血祛风为主。

处方：内服以荆芥、防风、浮萍、蝉蜕、生地黄、紫草、生甘草等中药为主。

外用奚氏海桐皮汤（由海桐皮、明矾等组成），煎汤外洗。

5. 并发湿疹性皮炎

临床表现：皮损呈多形损害，以丘疱疹为主，有渗出倾向，不甚痛。急性时可见红斑、丘疹、大小水疱、红肿、渗出多、糜烂性干痂；慢性时可见褐红色浸润、肥厚、皲裂、鳞屑或苔藓样改变。

辨证：淤血性湿热挟风证。

治则：清热利湿祛风。

处方：内服以荆芥、防风、浮萍、茵陈、山栀、苦参、黄芩、白鲜皮、六一散等中药为主。

外敷用0.5%甲硝唑液100mL、地塞米松10mg、庆大霉素8万单位，湿敷。

6. 并发慢性湿疹性溃疡

临床表现：皮损多浅表，以湿糜为主，作痒，散在多发，渗出较多，少数融合为连片浅溃疡，有白糜。

辨证：湿热挟风之证（湿重于热）。

治则：健脾化湿祛风。

处方：内服以炙黄芪、苍术、白术、土茯苓、荆芥、防风、浮萍、马齿苋、垂盆草、生薏苡仁、六一散等中药为主。

外敷用明矾、半边莲、黄精，煎汤外洗，或用0.5%甲硝唑液100mL加新癀片（研末），调敷。

7. 并发静脉淤血性溃疡

临床表现：慢性溃疡，较大且深，边缘呈扁盆状，不甚痛，时有作痒，渗出较多，肉芽紫红夹腐，溃疡周边肿胀灼热，易伴感染。

辨证：络脉瘀热夹湿证。

治则：凉血清热祛湿。

处方：内服以茵陈、山栀、黄芩、垂盆草、紫草、牛蒡子、六一散等中药为主。

外用海桐皮、明矾、马齿苋，煎汤外洗，或用奚氏祛胬膏（蜂房、蝉蜕、乌梅）研末调敷。

8. 并发皮肤坏死性血管炎

临床表现：溃疡持续疼痛，昼夜不宁，多发性，小而深，可达筋膜，溃疡亦有大者，溃疡边缘多垂直如刀切状，疮面干黑，分泌物少，周围无明显红肿。

辨证：以热毒成疮为主。

治则：以清热解毒法为主。

处方：内服以水牛角片、羊角片、白英、仙鹤草、白花蛇舌草、忍冬藤、生地黄、知母、生甘草等中药为主。或用生理盐水 250mL 加清开灵注射液 30mL，静脉点滴，每日 1 次。

外敷用新癀片研细末调涂，或用云南白药加 0.5% 甲硝唑液，调涂。

9. 继发深静脉血栓形成

临床表现：大腿或小腿突然出现肿胀、灼热，肌张力较高，患肢重滞作胀，不能步行，或有股青肿、股白肿出现。

辨证：络脉瘀热证。

治则：凉血泻瘀。

处方：内服清营泻瘀冲剂（由大黄、元明粉、益母草、紫草、牡丹皮等组成），可加服清络通脉片。或用生理盐水 250mL 加清开灵注射液 30mL，静脉点滴，每日 1 次。

外敷用将军散（大黄、元明粉、甘草）加等量面粉，用米醋调成糊状，敷满患处，每日 1 ～ 2 次。

10. 并发复发性丹毒

临床表现：局部云片潮红，灼热，范围大，分界较清，伴腹股沟淋巴结肿及寒热头痛，多伴足癣、瘙痒等。

辨证：以湿热下注为主。

治则：清热祛湿。

处方：内服以茵陈、栀子、苦参、忍冬藤、黄芩、甘草、生大黄等中药为主。

外用海桐皮、豨莶草、威灵仙、紫草等煎汤外洗。

11. 并发下肢淋巴肿

临床表现：小腿自下而上呈匀称性肿胀，如靴状，可见皮肤增厚，毛孔增粗，伴轻度灼热感，踝跖趾段皮肤粗厚，有足癣反复史。

辨证：湿热稽留证。

治则：以清利法为主。

处方：内服奚氏三桑三皮汤，由桑叶、桑白皮、桑枝、大腹皮、茯苓皮、冬瓜皮、六一散等组成。

外用桑叶、桑白皮、冬瓜皮等煎汤外洗。

12. 并发紫癜性皮炎

临床表现：患肢皮肤散发密集细点状紫癜，按之不退色，好发于静脉曲张部位，不痛或不痒。

辨证：气不摄血证。

治则：益气养阴凉血。

处方：内服以炙黄芪、北沙参、石斛、仙鹤草、茜草、大枣、甘草等中药为主。

外用远志、桔梗、甘草等煎汤外洗。

13. 静脉曲张局部出血

临床表现：静脉曲张呈多处盘曲如蚯蚓状，伴多个点状瘀血紫斑，局部张力较高，易于出血；遇外伤或换药不慎，往往渗血如注。

辨证：局部郁血性出血，为血热之证。

处方：渗血或出血如注者，外用云南白药粉外敷，再用纱布加压包扎。

14. 并发反复性足癣

临床表现：好发于趾丫、甲沟及趾甲，可见慢性湿糜、表浅破损、鳞屑，以作痒为主；反复严重者，易感染霉菌及杂菌，可延及 1 ～ 5

趾跖淋巴肿胀，前趾皮肤增粗，甚则局部轻度灼热。

辨证：湿热下注证。

治则：以清利祛湿法为主。

处方：内服奚氏桑枝祛湿方，由桑枝、桑叶、茵陈、山栀、白鲜皮、六一散等组成。

外治：若以作痒为主，用奚氏地矾方（地骨皮、明矾）煎汤外洗；若以浅表破损为主，用奚氏一边黄方（一枝黄花、半边莲、黄精）煎汤外洗；若以鳞屑为主，用奚氏海桐皮汤方（威灵仙、海桐皮、豨莶草）煎汤外洗；热重者，用马齿苋、苦参等煎汤外洗；湿重者，用茵陈、白鲜皮等煎汤外洗。

15. 并发急性腰、膝、踝增生性神经痛

临床表现：中老年患者静脉曲张经久肿胀滞重，加上全身激素下降，易引起腰、膝、踝关节负重而增生，经常出现肢体完全或不完全的神经痛，无红肿条索，但与阴雨寒湿有关，并与弯腰、屈膝、下蹲受限有关，腰、膝、踝关节有压痛，X 线提示：关节增生。

辨证：肾气不足挟风之证。

治则：以补肾祛风法为主。

处方：内服奚氏补肾益气祛风方，由炙黄芪、炒白术、炒枳壳、升麻、炙甘草、葛根、威灵仙、怀牛膝、杜仲等组成。

浸洗方：制川乌、制草乌、北细辛，煎汤浸敷。

（三）治疗肢体动脉硬化性闭塞症突出软坚化痰法

中老年人患动脉硬化性闭塞症的病因较多，主要由脂质代谢紊乱导致。中医传统应用活血化瘀疗法，虽有一定疗效，仍差强人意。奚氏研究多种脉管病的防治有 40 多年，总结出"年高脾肾不足、痰湿致瘀"是其主因。奚氏认为，本病多因饮食失节，膏粱厚味，损伤脾胃，湿浊内生，痰瘀互结，阻塞经脉；或因气血亏虚，运行无力，脉络瘀阻，气虚血瘀，气滞血瘀，与痰浊互结，阻塞脉道，肢体无血液荣养，故出现发凉、麻木、间歇性跛行等。

根据奚氏"分病辨邪"的思维，该病病机为"因痰致瘀"，故以祛痰邪为先，治以"软坚化痰"为主，以益气活血化瘀为辅。临床采用软坚化痰通脉法，常用海藻、昆布、牡蛎、虎杖、槐花等治疗。临床研究表明，奚氏软坚化痰通脉法可软坚化痰，化瘀通络，具有降低血脂，调节免疫功能，抑制血小板聚集，延长凝血酶时间，提高 SOD 含量，改善缺血肢体的经皮氧分压和皮肤温度等作用。结合清创、半跖位手术等外治法，可恢复肢体供血，疗效显著。

（四）治疗血栓闭塞性脉管炎倡导用清热解毒法

一般认为，血栓闭塞性脉管炎多为寒湿痹阻经脉，气血瘀滞所造成。奚氏认为血栓闭塞性脉管炎的临床辨证有两个关键点：

其一，辨清病邪。即临床所见虽为瘀证、瘀象，但治疗时不可妄用活血之药。应首先辨清致病之邪，祛邪是治疗本病的关键。

其二，辨病之缓急。奚氏认为血栓闭塞性脉管炎急性期因络脉湿热，或里热外寒、湿热附骨酿毒所致，与传统认为的寒湿痹阻经脉，气血瘀滞不同。治疗采取分期辨证：急性期宜清热解毒化湿，缓解期宜益气养阴宁络。相比全程采用活血化瘀法，根据缓急辨证治疗更具优势。

（五）运用清营泻瘀法治疗急性深静脉血栓形成

下肢深静脉血栓形成（DVT）发病率逐年增加。一般认为本病由于血流缓慢、静脉壁损伤和高凝状态而发病，多主张急性期以溶栓、抗凝或取栓治疗。但是，大多数 DVT 患者初诊时已过急性阶段，失去了最佳治疗时机，因此上述疗法的效果并不理想。如此，患者肢体肿胀难以消退，后遗症较重，且继发的血栓可不断产生，肺栓塞的危险仍然存在。

奚氏在长期临床实践中发现，DVT 的发病主要为血热鸥张，血热壅滞络脉所致，辨证上不应拘于"湿（肢体肿胀）"，不应惑于"瘀（血栓）"，该病诊治当分缓急，深究致病之源。

1. 急性期

该期以"热壅"致瘀为证，证属邪盛客脉之证。应用清营泻瘀法治疗，方用清营泻瘀冲剂和清络通脉片。药用水牛角片、生地黄、紫草、牡丹皮、益母草等清营凉血；生大黄、玄明粉为必用之剂，可泻瘀通腑，消肿解毒。

值得重视的是要保持大便通畅，每天 2～4 次为宜，有利于血壅、热毒等毒邪的排出。益母草凉血化瘀利湿，甚至可酌情用至 50～100g。同时外敷将军散（由生大黄粉、玄明粉、赤小豆粉等组成）以加强清热消肿，泻瘀通络。内外兼治，下肢肿胀 1 个月左右多能消退。

2. 慢性迁延期

该期属血栓机化迁延过程，此时"气虚"之本已显，陈瘀化热，湿邪留滞，或有挟风作痒，正虚未复，转为虚实夹杂之证。以益气消瘀祛湿法治疗，方用奚氏利湿消肿冲剂。方中以黄芪、党参、白术、茯苓皮等益气利水，益母草、威灵仙、马鞭草、生薏苡仁等化湿通络消肿。外用商陆、威灵仙、益母草等煎汤，先熏后洗，以加强消瘀祛湿通络之效。

应注意，益气扶正药量要重于消瘀、祛湿药量；破血逐水之品不可孟浪乱投，只有待正气徐徐回复，血得气帅，湿得气化，陈瘀残湿才能清除，而新瘀内湿不复再生。

（六）主张用凉血解毒祛湿法替代激素来治疗风湿性血管炎

风湿性血管炎是类风湿关节炎、系统性红斑狼疮的重要特征之一，也可继发于硬皮病、皮肌炎和干燥综合征等病症，其病变可累及所有的大小血管。本病的病因目前尚不明确，一般认为，免疫复合物在这类疾病的血管损伤发生中起重要作用。治疗方面，中医以辨证论治为主，至今还没有成熟而有效的方法和药物，雷公藤、昆明山海棠对本病有一定疗效，但是因二者有巨大的毒副作用，不能长期应用于临床，目前暂不能起到替代激素的作用。西医方面也无有效药物，无论是治疗原发病（类风湿关节炎、系统性红斑性狼疮等），还是治疗风湿性血管炎本身，二者除使用皮质类固醇激素外，都是使用免疫抑制剂（环磷酰胺）等进行治疗。然而，此类药物缺乏选择性和特异性，常可影响机体正常的免疫应答，如抑制骨髓，造成贫血，使白细胞下降，降低机体抵抗能力和免疫监视功能，甚至发生感染和肿瘤。另外，这些药物的肝肾毒性，也是限制此类药物使用的又一重要原因。因此，寻找和研发新型高效、低毒、选择性强，能够替代激素和现有免疫抑制剂的药品，便有着巨大的社会意义和广阔的市场前景。

奚氏在近五十年的临床实践和研究中，总结出了一整套诊治结缔组织疾病血管炎的方法和理论。奚氏认为结缔组织疾病虽均为免疫性疾病，但不同的病证其感受的主邪亦不同。因此必须分病辨邪。如系统性红斑狼疮、类风湿关节炎、白塞综合征等导致的风湿性血管炎，其主邪为血热夹湿毒。本病活动期，免疫反应亢进，中医辨证属邪实之证，治疗当以祛邪，以抑制免疫为主。奚氏通过对大量既能抗肿瘤，又具有清热解毒等抗炎、调节免疫功能的中药进行了筛选和临床观察，筛选出了白花蛇舌草、仙鹤草、白英、蛇莓、生石膏、赤芍、牡丹皮、豨莶草等中药。经临床应用二十余年取得了良好的疗效。目前，对新发的风湿性血管炎患者，应用此类药物即可控制病情，基本不再使用激素；对已使用了激素的患者，也可通过使用这些中药，逐渐递减激素用量，最终完全替代。

八、常用方药

1. 肢体动脉硬化性闭塞

（1）急性期

治则：以清化痰湿，软坚通脉为主，重在祛除病邪。

基本方：制首乌、海藻、牡蛎、垂盆草、蒲黄、豨莶草、甘草，煎服。

（2）慢性稳定期

治则：以益气补肾，软坚通脉法为主，重在补益扶正。

基本方：炙黄芪、制首乌、白术、海藻、煅牡蛎、豨莶草、制大黄、甘草。

2. 血栓闭塞性脉管炎

（1）急性活动期

①湿热入络证

治则：以清热凉血法治疗为主。

基本方：牛角片、紫草、垂盆草、生槐花、牡丹皮、生地黄、甘草。

②湿热化毒证

治则：以清脉化湿解毒法治疗为主。

基本方：茵陈、栀子、苦参、垂盆草、制大黄、土茯苓、碧玉散。

（2）慢性稳定期

①气虚血瘀证

治则：以补气活血法治疗为主。

基本方：党参、黄芪、白术、益母草、桂枝、牛膝、炙甘草。

②气阴两虚证

治则：以益气养阴法治疗为主。

基本方：黄芪、党参、川石斛、玄参、当归、怀牛膝、甘草。

3. 糖尿病足坏疽（筋疽）

（1）皮肤变性皮损型

辨证要点：为湿犯皮损（阳证），中医辨证属湿热证。

治则：清热利湿。

基本方：茵陈、栀子、黄芩、黄连等。

（2）奚氏肌腱筋膜变性坏死型（筋疽）

辨证要点：为湿郁筋损（阳证），中医辨证属湿热证。

治则：急则治标，采用中西医结合的"清法"；缓则治本，使用"养法"以巩固疗效。

基本方：茵陈、苦参、栀子、黄芩、黄连、制大黄等。

（3）血管闭塞缺血性坏死型（脱疽）

辨证要点：为痰湿瘀阻（阴证），有微血管、大中血管闭塞两种类型。

①趾端浅瘀症（皮肤毛细血管痉挛、郁血性瘀滞）

辨证要点：中医辨证属肾阳虚证。

治则：益气温阳法。

基本方：黄芪、桂枝、细辛、鹿角片、熟地黄、益母草等。

②肢体血管闭塞坏死症（大、中血管硬化狭窄或闭塞）

治则：清脉软坚化痰法。

基本方：制首乌、海藻、豨莶草、牡蛎、蒲黄等。

（4）末梢神经变性麻痹型

辨证要点：为下消风痹、肾肝虚证。

①寒痹症

治则：宜长期温益肾肝。

基本方：黄芪、制首乌、熟地黄、山茱萸、鹿角片、五味子等。

②热痹（灼热性肢痛症）

治则：宜养阴清络法。

基本方：水牛角片、生地黄、玄参、地榆、五味子、生石膏等。

（5）趾跖骨变性萎缩型

辨证要点：为下消骨痹、肾虚证。

治则：宜长期补肾养髓。

基本方：可选金匮肾气丸、刺五加片等。

4.急性深静脉血栓形成

（1）急性活动期

治则：以清营泻瘀治疗为主。

基本方：牛角片、紫草、益母草、生大黄、玄明粉等。

（2）亚急性期

治则：以凉血化瘀治疗为主。

基本方：紫草、益母草、赤芍、牡丹皮、制大黄、三七粉、甘草等。

（3）慢性期

治则：以益气化瘀利湿治疗为主。

基本方：黄芪、党参、苍术、白术、茯苓皮、益母草、当归、生薏苡仁、马鞭草等。

九、典型病案

【病案1】

周某，男，58岁，上海市人。2006年3月16日初诊。

主诉：趾丫湿糜伴皮肤瘙痒2月余。

现病史：糖尿病足2年，双下足经常出现水疱、丘疹等损害，反复发作。2个月前见足背皮疹，趾丫湿糜。几经治疗无效，症见皮肤粗糙，痒甚，伴便秘，两手发麻，四肢偏凉。

查体：两足趾瘢痕形成（先起水疱），足背少许丘疹，趾丫白糜，前臂及臀部增厚鳞屑，两足背动脉（++）。舌质淡，舌苔薄白，脉细弦。

诊断：糖尿病足——慢性湿疹、周围神经病变。

辨证：阳虚血少，湿阻风盛之证。

治则：养血温阳，祛风除湿。

处方：炙黄芪15g，制首乌15g，鹿角片10g，白蒺藜15g，炙甘草5g，桂枝10g，浮萍15g，荆芥12g，防风12g，生大黄5g，炒白术15g。14剂，水煎服。另予除消通脉冲剂，每次1小包，每日2次；五加片2瓶，每次6粒，每日2次。

治疗过程：二诊：慢性湿疹改善，皮损增厚已平，鳞屑已净，时有作痒，怕冷易汗，大便易下。舌苔薄腻，脉细。仍守上法：炙黄芪15g，炒党参15g，炒苍术15g，炒白术15g，制首乌15g，鹿角片15g，阿胶9g，枸杞子12g，白蒺藜15g，肉桂3g，炙甘草5g。14剂，水煎服。另予除消通脉冲剂，每次1小包，每日2次。

【点评】

本案患者是糖尿病足兼慢性湿疹，同时并发周围神经病变，现处于慢性阶段。奚氏认为，糖尿病慢性皮肤病变多属气阴两虚，血虚风燥所致；神经病变则为阳气不足，风阻脉络造成，二者均为风湿之邪凝滞肌肤脉络。一般用黄芪、制首乌、阿胶以益气养血；地骨皮、生地黄、熟地黄以养阴润燥；白蒺藜、浮萍、荆芥、防风以祛风除湿；白术健脾化湿；生大黄利下给邪以出路，并可散出毒邪；甘草调和诸药。糖尿病皮肤病变多与神经变性密切相关，常搭配鹿角片、桂枝等温阳通络之品。

【病案2】

梁某，女，46岁，上海市人。2006年9月5日初诊。

主诉：右前跖溃疡伴趾丫湿糜1年。

现病史：右前跖溃疡伴趾丫湿糜1年，无明显痒痛。有糖尿病史5年，现血糖为13.6mmol/L。

查体：右第2趾根部溃疡0.5cm，周围皮肤增厚，右第3趾肿胀，右第3趾、第4趾丫白糜，左小腿肿胀伴色素沉着。

诊断：糖尿病足跖疣、甲癣伴淋巴肿。

辨证：湿毒证。

治则：清热解毒利湿。

处方：威灵仙30g，马鞭草30g，益母草30g，商陆10g，六一散15g（包煎），马齿苋30g。14剂，水煎服。另予陈兰花冲剂，每次1小包，每日2次；清络通脉片3瓶，每次6片，每日3次，口服。

外治用商陆20g，一枝黄花20g，半边莲20g，黄精20g，煎水外洗。另予复方咪康唑3支，外用。

【点评】

奚氏认为，此案为糖尿病足坏疽跖疣性溃疡症。镶嵌疣发生率极少，由人疣病毒引起，疮面圆形角化，角化表面削去后，显示多发杨梅刺样疣心、角性赘疣。可反复混合感染，疣毒扩大，灼热肿胀，可伴发局部淋巴肿，较为顽固。患足动脉搏动可有或无，抬高苍白试验阴性。最易发生于足部受压部位，与糖尿病神经病变关系密切，中医辨证属湿热所致。同时并发趾丫甲癣症，最易诱发真菌性甲沟炎、真菌性皮炎、真菌性湿疹、真菌性毛细血管血栓形成、真菌性皲裂、慢性真菌性局部淋巴肿等，中医辨证为湿热、湿毒所致。治疗皮肤病变时总的治则以清热利湿为主，临床使用陈兰花冲剂和三黄消炎冲剂等，药物常用茵陈、山栀、黄芩、黄连、大黄等；外洗方用海桐皮、威灵仙、皂荚等，搭配复方咪康唑软膏、宝龙康软膏。同时要注意防治低蛋白血症与癣症，注意干燥、清洁，如治疗及时大多可避免糖尿病足坏死的发生。

【病案3】

杨某，女，61岁，上海市人。2006年4月10日初诊。

主诉：左足烫伤半月，加重4天。

现病史：患者半月前，左足第3趾烫伤形成水疱，继而出现趾体紫瘀、坏疽。患者有糖尿病史4年，血糖控制不佳，无间歇性跛行史。4日前，病情加重，红肿上漫，伴发热，遂来我院。现患者左足红肿，疼痛剧烈，影响睡眠，伴发热，小便色深，大便两日一行。

查体：体温38.5℃，脉搏98次/分。左足第3趾趾端溃破，大小约1.5cm×2cm，肉芽尚红，夹黄腐较多，趾骨外露，分泌物少、稀，伴秽臭。左足踝以下红肿，前半跖皮温明显增高，第3趾沿肌腱至足掌心有波动感。左足背动脉、胫后动脉搏动正常，左足抬高苍白试验阴性。舌质红，苔厚黄腻，脉滑数有力。

实验室检查：血糖26.3mmol/L；尿糖（++++）；Hb：111g/L；WBC：12.4×109/L；ESR：65mm/h；白蛋白26g/L。

诊断：糖尿病足坏疽——肌腱变性坏死（筋疽）。

辨证：湿热郁久化毒蚀筋。

治则：清热解毒，清筋除腐。

处方：

中医治疗：苦参15g，茵陈15g，生大黄10g（后下），黄连10g，黄柏 10g，半边莲 15g，金银花 30g，蒲公英 30g，甘草 10g。7 剂，水煎服。

西医治疗：0.9% 生理盐水 40mL 加头孢曲松（菌必治）1g 静脉注射，每日 2 次；0.5% 甲硝唑 200mL 静脉点滴，每日 1 次。清创采用祛腐清筋术，清除变性腐烂肌腱及坏死组织，每日蚕食清创结合局部换药，用 0.5% 甲硝唑液湿敷创面，外用芙蓉膏外敷疮面周围红肿组织。

治疗过程：经治疗 10 天，患者左足红肿热痛明显缓解，创面肉芽转红，腐肉渐尽，疮面缩小，局部皮温降低，体温正常，大便每日一行。经治疗 47 天，疮面基本痊愈。

【点评】

奚氏发现，糖尿病足坏疽患者的截肢率最高，并发全身症状最严重的类型为肌腱变性坏死症（筋疽），若能及早鉴别诊断，正确处理，绝大多数患者能避免高位截肢。该病症辨证要点为湿郁筋损，属阳证、热证，因病发筋腱，预后凶险，故以“筋疽”命名。

本病须与脱疽鉴别。脱疽系缺血性坏死型血管病变，属阴证，症见患足厥凉，肢端苍白或紫黑，间歇性跛行，静息痛剧烈，趺阳脉消失，呈干性坏死。脱疽与筋疽有着本质的不同，故治疗也有差异。

糖尿病筋疽急性活动期可见患足呈现潮红，灼热，肿胀，伴全身发热，血糖持续不下。筋疽之证，以清解湿毒为第一要旨，常用大黄、黄连、黄柏、苦参、茵陈等清解湿毒药治疗；同时，必须及早清创，使邪有去路，减少毒素吸收，则全身高热、高血糖等方可得到缓解。糖尿病足清创不宜太过，最好采取蚕食或啄食的方法，分次清除腐腱为佳。其次清创后必须采用中药结合西药外洗，以达到清热解毒、祛腐抗炎作用。一般经治疗 1～2 周即可使患者病情好转。因此，1～2周也可作为判断病情好转与否或是否需要截肢治疗的重要观察阶段。

【病案 4】

姜某，女，78 岁，上海市人。2005 年 3 月 23 日初诊。

主诉：两小腿溃疡疼痛 3 年，加重半年余。

现病史：两小腿溃疡反复发作已 3 年，每年春、夏发作。伴有浅静脉曲张 7 年，患有风湿性关节炎 5 年余，曾服雷公藤、阿塞松等治疗 10 个月，疗效欠佳。

检查：两小腿见两处溃疡，大小约 2cm×3cm，疮面干黑，夹黄腐，渗出多，疮缘垂直状，周围暗红，两足前跖冰凉，足背动脉（++），抬高苍白试验（－）。舌质红，苔黄腻，脉细数。

诊断：多发性皮肤坏死性血管炎急性期。

辨证：热毒壅盛之证。

治则：清热解毒法。

处方：水牛角片 30g（先煎），白英 30g，仙鹤草 30g，白花蛇舌草 30g，半枝莲 30g，忍冬藤 30g，生地黄 30g，知母 15g，蝉蜕 12g，僵蚕 12g，生甘草 10g。7 剂，水煎服。内服白鹤冲剂，每日 2 次。

外用奚氏清膏粉（含三七、重楼）以 0.5% 甲硝唑液调敷，每日 1 次。

治疗过程：

二诊：患者服药 1 周后，疼痛减轻，渗出减少，两足转暖，但红肿、脓腐未去，有扩大趋势。前方加生石膏 30g（先煎），继服 1 周，以加强清热解毒之力。

三诊（4 月 6 日）：疼痛基本消失，红肿减退，新鲜肉芽生长。继续服药 2 个月，溃疡结痂脱落，诸症痊愈。恢复期，改用益气养阴中药合白鹤片调理，加强马步功锻炼，未用激素治疗，2 年后随访未见复发。

【点评】

奚氏在近五十年的临床实践和研究中，认为结缔组织疾病虽均为免疫性疾病，但不同的病证其感受的主邪亦不同，因此必须分病辨邪，如系统性红斑狼疮、类风湿关节炎、白塞综合征等导致的风湿性血管炎，其主邪为血热夹湿毒。本病活动期表现为免疫反应亢进，中医辨证属邪实之证，治疗当以去邪为主。奚氏常用白花蛇舌草、仙鹤草、白英、蛇莓、生石膏、赤芍、牡丹皮、豨莶草等中药治疗，经临床应用二十余年，取得了良好的疗效。目前，对新发的风湿性血管炎患者，应用此类药物即可控制病情，基本不再使用激素；对已使用了激素的患者，也可通过使用这些中药，逐渐递减激素用量，并最终替代激素。

【病案 5】

李某，男，85 岁，上海市人。2004 年 11 月 12 日初诊。

主诉：右足冷痛伴趾端破溃发黑 2 周余。

现病史：患者有高血压、冠心病史 20 余年，有间歇性跛行史 3 年（跛距 20 ～ 50m），伴麻木冷痛感，有足癣史。2 周前右足 1 ～ 5 趾趾丫间湿糜溃破，继而右足 1 ～ 5 个趾体均发黑，静息痛加剧。常弯腰抱膝摩足而坐。

查体：双足皮肤变薄，汗毛脱落。右足 1 ～ 5 趾端发黑伴湿糜，侵及跖趾关节；右足前半跖皮温略高伴肿胀，双足背动脉、胫后动脉搏动消失，双腘动脉搏动减弱，双股动脉搏动存在。抬高苍白试验：右足（++）、左足（±）。多普勒血管超声检查（PVL）示：两胫后动脉、足背动脉血流均消失。股浅动脉、腘动脉血流明显减慢，广泛硬化斑块，右踝肱指数为 0。舌淡苔薄，脉弦滑。

诊断：老年肢体动脉硬化闭塞症——右足坏疽Ⅲ级，急性期。

辨证：痰凝瘀滞，湿毒为患。

治则：清热祛湿，软坚化痰。

处方：茵陈 15g，泽兰 15g，垂盆草 30g，制大黄 10g，黄柏 10g，昆布 30g，豨莶草 30g，牡蛎 30g。7 剂，水煎服。

外用一枝黄花 15g，半边莲 15g，黄精 15g，海桐皮 20g，煎汤待冷浸洗，每日 1 次。拭干后，湿糜处外用奚氏清膏粉，以消肿止痛。

治疗过程：

二诊（2004 年 11 月 20 日）：治疗 1 周后，患者静息痛减轻，肿胀减退，室内可步行。右足 1 ～ 5 趾端已干黑坏死，趾丫干燥，有分界趋势。此乃湿热之邪已除，治宜益气软坚通脉法。处方：黄芪 30g，制首乌 30g，益母草 15g，海藻 30g，豨莶草 30g，泽兰 12g，失笑散 15g

（包煎）；水煎服。另服白参，每日 5g，代茶饮。外治同前。

三诊（2005 年 1 月 22 日）：继服 8 周后，患者右足前趾跖干黑分界清楚，静息痛明显缓解，病情已稳定，遂行右足前跖趾位截除术，术后切口一级愈合。嘱患者长期服用益气和血、软坚化痰类中药，以巩固疗效。令其长期坚持锻炼，以养正气，以利固本康复。随访 1 年，未复发。

【点评】

本案患者发病是在原有肢端缺血的基础上，右足跖继发急性真菌感染，以湿性糜烂为患，加剧了患足缺血，辨证为湿毒侵络。急则治标，在祛邪时，应以清化湿毒为先。由于药症吻合，患肢血供快速得到了改善。奚氏指出，当病症伴有湿毒浸渍时，应将清热利湿解毒法放在第一位，不必同时治本而面面俱到。要选药力精专之剂，及时控制感染，待感染控制之后再治本未迟。足癣是动脉硬化闭塞症（ASO）坏疽常见的致敏诱发因素。老年 ASO 常见患肢缺血，血流缓慢，抵抗力低，极易造成足部霉菌感染，溃破发黑，形成坏疽，甚至截肢，所以早防早治足癣真菌感染就显得尤为重要了。奚氏还指出对急性期所出现的虚证及瘀证，在一般情况下初期虚证不必骤补，且大剂量活血药更应慎用。

第三节　相关论著

糖尿病足肌腱变性坏死症
（筋疽）的临床研究

奚九一　整理：赵兆珠

（《上海中医药杂志》1996 年第 5 期）

我对本病经 30 余年的临床研究，在探索区分糖尿病足各种类型的演变差别上，发现其中"肌腱变性坏死症（筋疽）"的危害最大，它具有独特的临床规律，但又易与一般缺血性坏疽混淆。经 10 年来系统观察糖尿病足肌腱变性坏死症 143 例，取得了较好疗效，现报道如下。

一、糖尿病足肌腱变性坏死症（筋疽）的命名依据

鉴于本症的病变组织、治疗与预后，均不同于缺血性坏疽，而又易与缺血性坏疽（脱疽）相混淆，故我们提出拟名为"糖尿病足肌腱变性坏死症"，又本症病变部位始终不发生缺血性的干枯分界脱落现象，确与中医"脱疽"不符，肌腱组织在中医学中归于"筋"，故拟相应的中医病名为"糖尿病足筋疽"。这样在辨证论治上可与缺血性"脱疽"区别对待。

1. 糖尿病足筋疽坏死组织的特征

主要好发于糖尿病足非缺血性的趾、跖、踝、小腿等部位的肌腱及筋膜，常发生变性、失活、坏死、分解腐败、继发炎性感染。这种肌腱变性坏死类型在各种缺血性脉管病的坏疽中又从未发现，无疑这

是糖尿病足坏疽中的一种特发性类型。

2. 根据糖尿病足筋疽临床演变规律可归纳出六个特点

①患足血供良好，肢端无缺血体征。

②早期有局限性巨型实性肿胀（非化脓性感染）。

③坏死肌腱暴露后呈窦道，如多发性的可呈穿通性溃疡伴弥漫性炎症，并且难以消退。

④持续高血糖及低蛋白血症，难以控制。

⑤易诱发酮症酸中毒。

⑥老年患者易并发心、脑、肾、肺疾病及胸腹水等，可危及生命。

3. 病理组织切片光镜观察比较

本症的病变肌腱均有明显的变性坏死，大部分为慢性伴急性炎症的病理改变，PAS 染色呈弱阳性。动脉硬化闭塞缺血性的病变肌腱都呈变性萎缩，均未见炎性病理改变，PAS 染色呈阳性。

二、糖尿病足肌腱变性坏死症的诊断

1. 必备条件

（1）有糖尿病史，或有三消症（多饮、多食、多尿），血糖高于正常者（空腹血糖 ≥ 7.8mmol/L）。

（2）肢端无明显缺血症状：①患足无发绀、无苍白厥冷，或皮温较健侧高者；②足背动脉及胫后动脉搏动多普勒血管超声检测流速正常；③抬高苍白试验呈阴性，无间歇性跛行等。

2. 兼备条件

兼有下列条件两项以上者，可以确诊。

（1）患足局限性伸屈肌腱肿，如趾体、足背、跖掌、跟踝等处伸屈肌腱出现单个或多个局限性肿。早期仅有轻肿胀感，无硬结、无明显压痛，皮肤纹理无粗厚现象，发展较慢，不易酿脓。

（2）患部可超常肿胀，如呈巨趾、巨跖状，肿胀呈实性张力较高，无波动感，皮肤无明显潮红及橘皮样改变。

（3）局部肿胀后期呈炎性反应，潮红、灼热，中心部分出现皮损坏死，渗出棕色血性分泌物，多伴腐败性秽臭气；破溃后脓性液甚少，肿胀仍不易减退。

（4）深部坏死组织可见不同程度的肌腱变性现象。如疮口附近的肌腱多分解腐败，呈丝棉样絮团，如向纵深探查，可见深部肌腱弹性减退，水肿增粗，失去银色光泽呈苍灰色。肌腱变性程度远端重、近端轻。

（5）患足有单个窦道溃疡，有散在左右上下多个穿通性溃疡，均由坏死肌腱所形成。

（6）踝跗或胫腓下段可有漫肿、潮红、灼热，伴全身高热，B超探测局部可有液腔，可排除丹毒、蜂窝织炎者。

（7）实验室检查多呈"三高、三低"现象，"三高"即白细胞升高、血沉增高、血糖居高不下；"三低"即白蛋白、红细胞及血红蛋白呈降低趋势，或下降较快。

三、临床分型及分期

（一）分型

1. 筋疽单纯型

主要表现为肌腱变性坏死溃疡及感染，不伴缺血性损害者。

2. 筋疽混合型

患足既有肌腱变性坏死溃疡，又有动脉硬化闭塞坏死病灶，根据目前临床表现，分混合Ⅰ型与Ⅱ型。

混合Ⅰ型：主要由筋疽感染症发展，动脉硬化缺血症处于慢性或稳定状态者。

混合Ⅱ型：主要是动脉硬化缺血症坏死与筋疽同时发展，或前者为主。

（二）分期

1. 急性发作期

局部漫肿灼热，或破溃筋腐不去，伴发热，或三消症反不明显。

舌嫩苔黄腻，脉象滑数者。辨证分为湿热证和湿毒证。

（1）湿热证 疮面红肿，分泌物秽臭。

（2）湿毒证 局部皮肤伴湿性糜烂，作痒。

2. 好转缓解期

局部肿退，坏死肌腱已脱净，肉芽上皮生长，热退舌嫩苔化薄，脉象细数或弦者。辨证属气阴两虚筋损证。

3. 恢复期

创面、窦道愈合良好。辨证属气阴虚筋复证。

四、临床资料

临床观察 143 例，均符合上述糖尿病足肌腱变性坏死症（筋疽）的诊断条件。其中男性 75 名，女性 68 名；年龄 19～40 岁者 4 例，41～50 岁者 9 例，51～60 岁者 17 例，61～70 岁者 91 例，＞71 岁者 22 例。60 岁以上者占 86.7%。有糖尿病史 1 年者 42 例（大多有多年消渴症，在发生坏疽就诊后始发现为糖尿病），绝大多数在 5 年以上，其中：5～10 年者 48 例（占 33.56%），11～20 年者 45 例（占 31.46%），21～30 年者 26 例（占 18.18%）。

筋疽类型：单纯筋疽型 79 例（占 55.2%），混合型 64 例（占 44、8%）；单足筋疽者 123 例，双足筋疽者 20 例，伴持续高热者（＞38.5℃）56 例（占 39.5%）。

筋疽范围（按坏疽发生部位由下到上水平划分为 5 级）：

Ⅰ级：病灶在跖趾关节以下者 36 例；

Ⅱ级：病灶在前半跖位以下者 51 例；

Ⅲ级：病灶在跗踝位以下者 41 例；

Ⅳ级：病灶在跟踝关节以下者 12 例；

Ⅴ级：病灶在踝、小腿部者 3 例。

空腹血糖：＞7.8～11.0mmol/L 者 56 例，11.1～16.65mmol/L 者 63 例，＞16.66mmol/L 者 24 例。疮口分泌物细菌培养，最常见为真菌、

变性杆菌，其次为绿脓杆菌、产气杆菌、厌氧菌等较多见。

全身并发症：伴高血压 48 例，冠心病 45 例，高脂血症 10 例，脑、肾疾病各 4 例，继发性贫血 54 例，低蛋白血症 28 例，腹水 6 例。

本组病例，绝大多数患者曾经外院按缺血性脉管病"脱疽"予以活血化瘀、抗凝、抗生素等中西药治疗，病情仍未得到有效控制。尤其坏疽达前跖（Ⅱ级）以上的 107 例（占 75%）患者，都面临高位截肢的威胁。

五、治疗方法

（一）内治法

1. 急性发作期

急则祛邪为先。先清解湿毒，局部及早清创，清除腐腱为主。

（1）湿热重者

内服三黄消炎冲剂（黄连、黄芩、制川大黄等），2 包／日；七花消炎冲剂（七叶一枝花、金银花等），3 包／日。

（2）湿毒重者

内服胡黄连解毒冲剂（胡黄连、苦参、茵陈等），2 包／日。

2. 好转缓解期

邪去病缓，缓则治本，转予益气滋阴，除消养筋。久病气阴两虚者，内服清脉健步冲剂（黄芪、首乌、菝葜、僵蚕等）。

3. 恢复期 同上。

气血不足者，加服益气通脉片。在内治过程中，必须同时选用常规降糖药，以及必要的抗生素及重要的支持疗法。老年患者如有其他并发症出现，及时对症处理。本病一般无明显需重用活血化瘀法的指征，尤其在急性湿热邪盛之时，不必选用活血药，以免分散药力。

（二）外治法

（1）局部红肿者可及时切开，充分暴露变性肌腱，逐步加以清除腐筋及穿透性溃疡中的深部失活肌腱。

（2）窦道及穿透性溃疡，要除净残筋，引流通畅，可外插九一丹或二宝丹线，用捞底膏外敷，能拔毒去腐生肌。

（3）注意局部感染消毒，可选抗真菌、抗厌氧菌的中西药清洗及外敷，如陈兰花洗剂（茵陈、泽兰叶）、0.5%甲硝唑液等。

六、治疗结果

（一）评定疗效标准

1.临床痊愈

局部肿胀及炎症消退，未经截肢而创面完全愈合，空腹血糖降至正常范围，已能步行者。

2.显效

局部肿胀基本消失，未经截肢而创面已显著缩小（2/3），空腹血糖基本降至正常者。

3.无效

坏疽发展，血糖未控制，转骨科截肢治疗者。

（二）疗效分析

本文中经中医药及清创治疗糖尿病足筋疽143例，临床痊愈者115例（占80.4%），显效者23例（占16.1%），总有效率96.5%；无效者5例（占3.5%），均为70岁以上高龄筋疽混合Ⅱ型患者。其中3例因伴动脉闭塞，其坏死发展快，高血糖不能控制，作小腿截肢术愈合。另2例因并发严重心肾疾病，转内科救治无效死亡。本组截肢率为2%，死亡率为1.5%。124例经远期随访1～2年，筋疽复发者11例（占8.9%），因能及时就诊，病情大多较轻，再次治疗均有效。

七、讨论

1.糖尿病足坏疽中截肢率与死亡率最高的类型为特发的足部肌腱

变性坏死症（筋疽），这一类型虽未见作为独立病症的文献报道，但笔者从临床经验与教训中发现，筋疽并无一般缺血性坏疽的共性指征，但其至少有两大特点：①系非缺血性坏疽，坏死毒素吸收虽严重，但局部血供仍较丰富，客观表明主要病变不在中小血管栓塞，故无需活血、抗凝及血管外科手术；②可允许早期切开，据我们的经验，切开"宜早不宜迟"，及时清除变性腐腱，大多能迅速逆转病情，转危为安。反之，缺血性脉管病的坏疽清创时机，则"宜迟不宜早"，早切大多可导致缺血恶化。

2.本文临床观察143例糖尿病足筋疽发现，本病好发于糖尿病5年以上的患者，占83.21%，而60岁以上高龄患者发病最高（占86.3%）。其中医病机为：年高肾肝渐衰，久消气阴内耗，气不化湿，阴不养筋，故日久筋损腐毒为疽。在辨证治疗上，本文采取急则治标，以祛邪、清解为先，缓则治本，以益气滋阴、除消养筋为法，摆脱了"脱疽"用活血法的束缚，经治143例总有效率达96.5%，截肢率下降为2%，对Ⅱ～Ⅲ级以上坏死患者，基本上改变了非截肢不可的常规。

3.本病由于肌腱变性失活，故易继发感染，临床上应特别注意其感染性质。以其有恶臭、浸润肿胀等，符合中医湿性下注的"湿热"与"湿毒"之症。实验室检查最常见的是真菌与厌氧菌等混合感染。究其原因：①两足趾蹼是脚癣、真菌潜匿最多的部位，如湿性浸渍糜烂，或鳞屑、灰趾甲等；②肌腱多在皮下较深层部位，一旦变性水肿，厌氧菌、真菌易乘虚而入，故多出现巨肿、秽气、泡沫。两者正是中医"筋损湿毒"辨证和选用苦寒清解剂的重要启示。

4.本文随访124例中，1～2年内筋疽复发率为8.9%，及早治疗，虽然多能较快痊愈，但今后如何防止复发，仍是一个有待研究的课题。

对糖尿病足诊治的几点新看法

奚九一，赵兆琳，吴伟达，李厚铨，曹烨民
（《中国实用外科杂志》1998 年第 18 卷第 9 期）

　　糖尿病足（diabetic foot，DF）由 Oakley 于 1956 年首先提出。1972 年 Catterall 将其定义为：因神经病变而失去感觉和因缺血失去活力，合并感染的足。基于此种理论观点，多年来临床皆以改善局部血供并抗感染方法进行治疗，但临床疗效不满意。

　　我院 DF 就诊患者中 86.7% 的患者其病足血供良好，足部皮肤温暖，甚至潮红，足背及胫后动脉搏动存在。但此类患者溃疡中可见肌腱水肿、变性、坏死，并围绕肌腱形成窦道及穿通性溃疡，发病急骤，截肢率及病死率高。若清除变性坏死肌腱并结合中医清热利湿等方法治疗，可迅速阻止病情发展，显著降低截肢率与病死率，尤其对Ⅱ级以上坏疽效果甚佳。为此，奚氏于 1987 年首先提出糖尿病足肌腱变性坏死症（筋疽）这一新的病理类型和命名。国外学者最近也指出 DF 坏疽完全由缺血所致者仅占 20%。国内童名瑞报道了 60 例 DF 坏疽病例，其中缺血性足病变仅为 18 例。鉴于此，笔者认为应将 DF 按其主要病变所发部位及其主要发病机制，重新进行分型，以便正确指导临床治疗。

一、糖尿病足新分型法

（一）皮肤变性水疱型

　　足趾跖表皮散发大小不等的透明水疱，无红肿，大多吸收后局部呈圆形黄斑状痂皮或黑斑。偶尔可因局部继发感染形成浅溃疡，甚少坏死。病足无缺血性体征。

（二）血管闭塞缺血型

常见于大中血管及微血管两种病变类型。

1. 趾端微血管病变症

趾面散见细小花絮状紫纹或浅瘀斑，渐呈茧壳状分离脱落，一般不致溃疡，趾体及前跖可无紫绀，尚能一般步行；胫后及足背动脉搏动可存在，抬高苍白试验阴性。

2. 肢体大中血管闭塞症

肢端缺血征明显，如趾跖苍白、紫绀，范围较大，趾体瘀斑，呈干性坏死；伴间歇性跛行，静息痛，足背及胫后动脉搏动消失，抬高苍白试验阳性。

（三）肌腱变性坏死型（筋疽）

足趾、跖、跟及小腿等处肌腱、筋膜肿胀、变性、湿性坏死，继发感染形成窦道、穿通性溃疡，肢端无明显缺血体征，动脉搏动可正常。

（四）末梢神经变性麻痹型

足趾跖麻木或疼痛，发冷或灼热，伴游走性或放射性疼痛，感觉障碍，肢端无明显缺血体征。

（五）趾跖骨变性萎缩型

趾骨吸收，萎缩畸形，肢端无明显缺血体征。

上述五种临床类型可同时并见或相继发生，但多以某一种病理改变为主。其中最常见的类型为肌腱变性坏死症类型，其发病过程急骤，截肢率、病死率高，若能及早诊断，采用正确处理方法，其临床疗效亦甚佳。

二、筋疽的诊断与治疗

（一）筋疽病症的命名

在大量 DF 临床观察中，笔者发现了 DF 非缺血性的肌腱变性坏死所引发坏疽的病例。并系统观察治疗了 143 例，其发病过程及主要病理机制完全不同于缺血性坏疽；病理改变具有特异性；治疗和预防方法也迥异于以改善血供为主的传统疗法。因此，有必要将此种类型郑重提出。中医称肌腱为"筋"，以中西医结合的方法和思路，故将本病症命名为"糖尿病足肌腱变性坏死症——筋疽"。

（二）筋疽的临床诊断标准

1. 基本条件

（1）有糖尿病史，符合糖尿病诊断标准者。

（2）患肢无明显缺血症状、体征，即患足无苍白、发绀及厥冷，皮温无改变或较健侧升高；足背及胫后动脉搏动存在，多普勒血管超声检查流速正常；无间歇性跛行及静息痛等；抬高苍白试验阴性。

2. 临床表现

（1）早期

趾体、足背、跖掌、跟踝等处屈伸肌腱出现单个或多个局限性肿，并有轻度胀感，无硬结，无明显压痛，皮肤纹理无粗厚现象，发展可缓可急，不易酿脓。

（2）中期

患部可超常肿胀，呈巨趾、巨跖状，肿胀呈实性，张力较高，无波动感，皮肤无明显潮红及橘皮样变。

（3）后期

局部肿胀呈现炎性反应，红肿灼热明显，中心部位出现皮损坏死，皮下有棕色血性稀薄分泌物渗出聚积，伴腐败性秽臭气；破溃后极少见黄稠脓性分泌物，周围组织肿胀亦不减退，病变肌腱腐化形成单个窦道，或向周围蔓延形成多个穿通性溃疡。

（4）肌腱改变

病变部位可见不同程度的肌腱变性、水肿、坏死现象。近疮口的病变肌腱多分散成帚状，腐化后形似败絮。沿创口探查，深部肌腱失去银色光泽，呈灰白色，弹性、柔韧性减退，水肿增粗。

3. 实验室检查

"三高"即白细胞升高，血沉加快（增高），血糖居高不下。"三低"即白蛋白、红细胞、血红蛋白均呈降低趋势或下降较快。

4. 病理组织学特点

（1）光镜病理检查

变性坏死肌腱组织结构紊乱，失去正常排列，水肿明显，大量炎症细胞浸润；肌腱内微血管内膜增厚，但管腔通畅；肌腱组织 PAS 染色呈强阳性。血管闭塞缺血性坏疽病变的肌腱结构整齐，少见炎性细胞，但血管腔阻塞。

（2）电镜超微结构观察

胶原纤维肿胀明显，条带模糊，大部分断裂、破碎；腱细胞内质网扩张，线粒体空泡变性，甚者细胞膜破裂，细胞器外溢；肌腱内有较多巨噬细胞和吞噬功能活跃的细胞，以及胶原溶解现象。但小血管通畅，内皮细胞完整。

5. 临床诊断要点

（1）病足血供良好，无明显缺血体征。

（2）初期有局限性、巨形、实性肿胀（非化脓性感染）。

（3）坏死肌腱导致足部溃疡、形成窦道或溃疡呈穿通性，伴弥漫性炎症，病势急骤，难以控制。

（4）持续高血糖及低蛋白血症，难以控制。

（5）易诱发酮症酸中毒，或易并发心、脑、肾等病变及胸、腹水而危及生命。

6. 筋疽的临床分型

（1）单纯型

主要为肌腱变性坏死导致病足肿胀、溃疡、继发感染等，而不伴缺血性损害。

（2）混合型

病足既有肌腱变性坏死所致溃疡，又有并发动脉硬化闭塞坏死病灶，根据两者病情轻重的不同，分为混合Ⅰ型与混合Ⅱ型。

①混合Ⅰ型：主要以筋疽感染症发展为主要损害，动脉硬化缺血症状较轻，或处于慢性稳定状态。

②混合Ⅱ型：主要为动脉硬化缺血症坏死与筋疽同时发展，或者以前者为主。

7. 病程分期

筋疽根据其病理发展过程可分为两期。

（1）急性发作期

局部漫肿、灼热，初期呈窦性巨形肿胀，逐渐皮下积液，波动感明显，切开或破溃后，大量棕褐色稀薄、秽臭液体溢出，创面及周围组织红肿，病情发展急骤，可迅速累及全足及小腿，并出现明显炎症反应。

（2）好转恢复期

经彻底清创，祛除变性腐败肌腱，结合中医药疗法后，局部坏死肌腱脱净，肿胀消退，肉芽生长，色泽红润，创面、窦道逐渐愈合。

8. 临床程度分型

根据筋疽局部与全身症状，综合病情轻重，可分为四个临床程度类型。

（1）轻度筋疽

患足坏死局限于趾体，未及跖趾关节，无严重感染，或有肢体动脉搏动减退（混合Ⅰ型），但无明显缺血体征；无严重并发症（如高热、电解质紊乱、贫血、低蛋白血症等），亦无心、脑、肾等重要器官损害。

（2）中度筋疽

病足坏死累及跖趾关节以上，但未超过前跖1/2处，伴有明显感染，红肿明显；或伴肢体慢性轻度缺血（混合Ⅰ型），但无急性缺血性坏死表现，全身伴有发热、轻度贫血、低蛋白血症等症状，或有一个重要脏器损害，但无急性功能衰竭者。

（3）重度筋疽

病足坏死范围超过前半跖，局部高度巨趾、巨跖性肿胀，灼热，伴秽臭气，或有多个穿通性溃破口，或有肢体动脉闭塞、急性缺血症（混合Ⅱ型），病足发绀，苍白显著，进行性干性坏死，静息痛剧烈。全身伴高热、贫血、电解质紊乱、重症低蛋白血症，或有2个以上重要脏器损害，尚无急性功能衰竭者。

（4）脏衰型筋疽

有一个以上重要器官功能衰竭（如急性心衰、急性肾衰、急性脑梗昏迷等），或有严重的高血糖、酮症酸中毒昏迷、电解质紊乱等。病足可有任何程度坏疽。

上述轻、中、重三型，是以局部坏死范围为主，结合全身并发症而划分，采用中西医结合疗法治疗，多以外科手段处理。脏衰型筋疽是糖尿病晚期重要脏器在严重损害的基础上所发生的急性衰竭，生命受到威胁，主要以内科治疗为主。

（三）筋疽的治疗

筋疽以非缺血性的肌腱变性坏死而诱发足部坏疽，在治疗上必须改变以改善局部血供，使用活血化瘀药物的传统疗法，应根据中医辨证论治原则，结合彻底清创，清除变性坏死肌腱。

1. 常规治疗

积极治疗糖尿病，控制血糖，必要时选择抗生素及支持疗法。若有其他并发症，应及时对症处理。

2. 中医辨证施治

急性发作期，宜清热解毒利湿，服用清筋方（黄连、苦参、茵陈、大黄等）。好转恢复期，宜滋阴益气养筋，内服养筋方（何首乌、黄芪、菝葜、僵蚕等），也可长期服用本方，可预防复发。

3. 手术清创

局部红肿者可及时切开，充分显露变性肌腱；清除创面坏死腐化组织，逐步清除腐败肌腱及穿通性溃疡中深部变性失活肌腱；窦道及穿通性溃疡应引流通畅，并及时修剪残留腐腱和腐坏创面，并选用抗真菌及抗厌氧菌的中西药清洗外敷，如陈兰花冲剂（菌陈、泽兰叶等）、0.5%甲硝唑液等。并可外用九一丹、捞底膏等。糖尿病肌腱变性坏死症（筋疽）是一种新发现 DF 的病理类型。由于此类型的发病机理完全不同于传统的观点，因此其治疗方法也与传统疗法有所不同。我们系统治疗观察了 143 例，总有效率为 96.5%，截肢率为 2%，病死率 1.5%，尤其对Ⅱ级以上坏疽更显该疗法优势所在。

清营解瘀汤治疗急性血栓性深静脉炎

奚九一，王泰东

（《中医杂志》1982 年第 3 期）

急性血栓性深静脉炎为常见周围血管病之一，我们根据中医热壅络脉致瘀的观点，对本病急性、亚急性病例自拟清营解瘀汤治疗 60 例，疗效较为满意，报道如下。

一、临床资料

男性 38 例，女性 22 例。年龄最小者 18 岁，最大者 81 岁，30～60 岁者 38 例（占 63.3%）。病变部位在一侧上肢者 5 例，一侧下肢者 52 例，双侧下肢 3 例。做血管超声波检查者 46 例，诊为髂股静脉高位血栓者 41 例，占 65%。诱发因素以腹部手术后为最多，共 13 例；其他依次为肢体外患者 11 例，周围血管病患者 9 例，全身感染性疾病患者 6 例，静脉给药及肿瘤患者各 4 例，原因不明者 13 例。60 例中属急性期（发病在 2 周内，患肢呈进行性肿痛）35 例，亚急性期（发病在 2 周以上，患肢肿痛无改善）25 例。

二、治疗方法

内服清营解瘀汤（自拟方）。处方：益母草 60～100g，紫草 15g，紫花地丁 30g，赤芍 15g，牡丹皮 15g，生甘草 30g。每日煎服 1 剂。舌质红，脉滑数，热偏重者加水牛角片 15～30g，生石膏 60～100g，柴胡 10～15g；苔厚腻黄，湿热偏重者加生大黄（或制大黄）5～10g，黄芩 15g，黄柏 15g；重症患者加服清络散（自拟方）：广角粉 3g，牛黄 1.5g，三七 3g。研成细末，分两次一天内冲服。

外敷大黄糊剂。处方：生大黄粉 5g，玉枢丹（即紫金锭）10g，面粉等量。用温水、稀醋调匀如糊，涂敷患肢，包裹，隔日换药一次，一般外敷 3～5 次。

治疗期间患肢平放，不宜抬高。里热或肢肿痛未缓解者不宜过早套用弹力袜；不宜过早应用益气助阳药、温性活血药和血管扩张药。肿退或肢松软后可逐步进行功能锻炼。

三、治疗结果

1.疗效标准

①临床痊愈：患肢红肿胀痛症状消退，无压痛；与健侧肢周径比较，患侧上肢或小腿增粗在 1cm 以内，大腿增粗在 2cm 以内；步行 1～2 公里无明显胀痛者。

②显效：患肢症状基本缓解；患肢肿大周径与健侧肢周径比较，上肢或小腿肿大＜2cm，大腿＜3cm；步行 1 公里以上有明显胀痛感者。

③改善：患肢症状减轻，紫绀不明显，肿大周径较治疗前缩小，但患侧大腿周径较健侧增粗超过 4cm 者。

④无效：治疗前后症状和体征均无改变者。

2. 本文 60 例治疗后全部有效，其中急性期 35 例均获临床治愈；亚急性期 25 例，临床痊愈 13 例，显效 11 例，改善 1 例。临床痊愈病例中有 35 例做了血管超声波复查，原血流不通部位均已恢复畅通；个别病例经静脉造影亦证实血流通畅。患肢炎症消退时间，急性期一般为 5～10 天，亚急性期一般为 1～2 个月。在用大黄糊剂治疗过程中，有个别患者局部出现皮疹反应，停敷后即较快消退。

四、讨论和体会

过去我们曾以益气活血利湿法治疗本病，疗效不够理想，以后逐渐认识到本病系由热壅络脉致瘀，其中热邪是因，血瘀是果，热不去则瘀不除，因此我们选用清营解瘀汤，以清泄络脉之热为治法。方中益母草凉血化瘀利水；紫草、赤芍、牡丹皮善清营分之热；紫花地丁、甘草以及外敷的大黄具有解毒泻热消肿作用。据临床观察，用本法内外并治有消肿快、后遗症少的优点。曾有 1 例结肠癌患者，于结肠截除术后出现本病，先静脉注射链激酶 3 天，出现咯血、尿血，切口处广泛渗血，患肢红肿加剧，经改用本法治疗 3 天后，红肿逐渐消退，出血停止，2 周后基本痊愈，随访 7 年，无后遗症。从本组部分病例在做血管超声波和静脉造影中证实，清营解瘀汤有使血流通畅的作用，表明清营解瘀汤和大黄糊剂对静脉壁的急性炎变、痉挛、血液高凝状态和组织水肿等可能具有消炎、解痉、抗凝、纤溶等综合作用，其确切的疗愈机理有待进一步研讨。

第二章

石晶华学术
思想与验案

第一节　医家简介

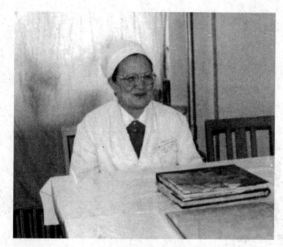

石晶华

石晶华（1924—1995），女，回族，北京市人，主任医师。曾任北京市宣武中医医院中医外科（脉管炎科）主任，中国中西医结合研究会（中国中西医结合学会）血管学组副主任委员，中国中医研究院（现中国中医科学院）硕士学位论文答辩委员会委员，《实用中西医结合杂志》编委，北京市第七届、第八届、第九届人民代表大会代表。

石氏从1946年开始学习中医，得到其丈夫著名中医外科专家周振同的真传，后师承著名中医外科专家赵炳南，学习中医理论与临床实践。1956年到北京市中医医院外科工作，成为当时有名的中医外科大夫。1972年调入宣武中医医院，创建了宣武中医医院脉管科，专攻脉管炎等周围血管疾病，并使宣武中医医院成为全国最早从事中医周围血管疾病临床研究的单位之一。后为了扩大治疗范围，石氏将脉管科改为中医外科，以中医诊治血栓闭塞性脉管炎等周围血管疾病及普外科疾病为主，并主持制定了一套完整的中医外科病房规章制度及中医外科常见疾病的诊疗常规，使该科成为以传统中医为治疗特色的外科综合科室。石氏带领全科收治了大量来自全国各地的患者，为广大患者解除病痛，科室先后被评为"北京市三八红旗组"和局级、院级先进集体，2000 年被北京市中医管理局确定为"北京市脉管炎中医专病医疗中心"，成为在全国具有一定声望和影响的重点科室。石氏为提高周围血管疾病的中医诊治水平，推动中医事业的发展做出了重要贡献。

石氏在治疗血栓闭塞性脉管炎的临床实践中，通过大量的临床研究，提出了血栓闭塞性脉管炎中后期以毒热伤阴，血脉瘀阻为主要病理特点，治疗以清热解毒，滋阴通络为主要法则的新观点，改变了以往治疗此病以温阳散寒，活血化瘀的常规治疗法则，并以此研制出脉通灵 1 号、脉通灵 2 号成药经验方，在临床实践中取得了很好的效果，大大降低了此类患者的截肢率，使许多患者免除了截肢致残的痛苦。1985 年，北京市卫生局批准宣武中医医院与同仁堂制药厂合作开发脉通灵 1 号处方制剂"通脉宝蜜膏"，从而使该药走向市场。

外治法是中医治疗的一大特色，石氏经过多年的实践与研究，相继研制出了"脉管炎 1 ～ 6 号膏""海马膏"等一批治疗血栓闭塞性脉管炎等周围血管疾病的药物，这些制剂的运用形成了中医治疗专科疾病的主要特色。临床上采用内服中药，配合局部中医化腐清创等方法治疗周围血管疾病，取得了很好的疗效。

1986 年至 1990 年，石氏主持完成脉通灵治疗血栓闭塞性脉管炎的临床和实验研究。实验表明，脉通灵 1 号、2 号液对实验性血栓形成有明显抑制作用，可使患者血清中铁、锌、铜的含量明显降低。该课题荣获北京市科学技术委员会科技进步三等奖。

1986 年，由石氏负责的"血瘀证——血栓闭塞性脉管炎的临床及实验研究"科研项目，列入国家"七五"攻关课题，1990 年完成并通过了鉴定，并荣获北京市科学技术委员会科技进步二等奖及宣武区（现西城区）科技进步一等奖。

1986 年至 1990 年，为了更好地推广石晶华的临床经验，"石晶华诊疗血栓闭塞性脉管炎中医专家系统"科研项目经北京市科委、市中医管理局批准进行，该系统可模拟专家一步一步地进行辨证逻辑推理，分析病因并开具处方用药。该项目荣获北京市科学技术委员会科技进步三等奖及宣武区科技进步一等奖。

石氏负责的科研项目"脉通灵治疗中晚期血栓闭塞性脉管炎"和"血瘀证——血栓闭塞性脉管炎的临床及实验研究",于 1989 年至 1993 年间,先后在"八十年代北京市重大科技成果展览会""全国医药卫生科技成果展览会""中国中医药文化博览会""北京市科技成果十周年展览会""国际传统医药展览会""中国赴泰国医药展览大会""北京市宣武区科技成果展览会"上展出。1992 年,石氏的"血瘀证——血栓闭塞性脉管炎的临床及实验研究"论文,在第一届中日血瘀证综合研究会议上进行了讨论交流。

石氏通过多年的临床及实验研究,撰写了多篇颇具影响的学术论文,如《血瘀证——血栓闭塞性脉管炎的临床及实验研究》《脉通灵 1号的研究》《脉通灵 1 号对家兔体外血栓形成的影响》《中西医结合治疗血栓闭塞性脉管炎 69 例临床分析》《脉通灵 1 号对血栓闭塞性脉管炎临床疗效的观察》《脉通灵 2 号治疗血栓闭塞性脉管炎血液流变学动态观察》《电子计算机治疗 50 例血栓闭塞性脉管炎的临床总结》等。这些学术论文及科研研究对中医治疗血栓闭塞性脉管炎起到了很大的推动作用。

石氏获得的社会荣誉:1978 年,被全国科学大会授予"全国先进科技工作者"荣誉称号。1993 年,被北京市人民政府授予"北京市有突出贡献的科学、技术专家"称号。1974 年以来,多次被评为全国、北京市、宣武区先进工作者。1990 年,被北京市中医管理局评为"北京市名老中医"。

第二节 学术思想

一、对脱疽病因病机的认识

脱疽相当于西医学的血栓闭塞性脉管炎、动脉硬化性闭塞症、糖尿病足等周围动脉血管病变。对于此病，古代医家有不少论述，《灵枢·痈疽》篇中述："发于足指，名脱痈，其状赤黑，死不治；不赤黑，不死。不衰，急斩之，不则死矣。"文中指出了"脱疽"的临床特点、危害性，以及手术治疗的重要性。《华佗神医秘传》载有："此症于手指或足趾之端，先痒而后痛，甲现黑色，久则溃败，节节脱落，宜用生甘草，研成细末，麻油调敷……内服金银花三两，玄参三两，当归二两，甘草一两，水煎服……"文中详细描述了坏疽的发生过程，并指出了内服中药和外治方法，所记载的四味清热解毒、活血养血药物被后世称为"四妙勇安汤"，至今仍广泛应用于临床。

石氏依据古人理论，结合现代临床，认为脱疽总的病因病机为脾肾阳虚，寒湿外侵，气血瘀滞，脉络闭阻，瘀血日久化热，热盛肉腐，导致肢体末端溃疡坏死。但血栓闭塞性脉管炎、动脉硬化性闭塞症、糖尿病足三者的病因病机有所不同。

血栓闭塞性脉管炎多发于青壮年，虽多为脾肾阳虚之体，但其发病以外感寒湿之邪为主，故其地域性强，以寒冷地区高发，多为寒湿之邪侵及脉络，致使经脉收引，血管挛急，血液瘀滞，凝滞于脉道，使肢体失于气血之濡养；瘀血日久不去，继而化热，则可损伤阴液，致肢体干枯坏死，亦可因热盛肉腐，于肢端出现破溃。

动脉硬化性闭塞症多发于老年人，主要以正气不足为本，阳气虚馁，致经脉失于温煦，气血难于流通，凝滞不行；或中老年人精气渐衰，鼓动气血运行之力不足，加之不善养生，过食膏粱厚味，更伤脾气，使脾气运化失司，而致气血不达四末，瘀阻于脉道；瘀血日久化热，加之素体阴液不足，致阴液亏虚，毒热炽盛，致肢体干枯坏死而发本病。

糖尿病足为糖尿病患者的并发症，此类患者或为阴液亏耗，虚火内生之体；或为脾虚气弱之形，久病正气虚衰，气血运行失常，阴血亏虚，肢体失于濡养，干枯坏死；或为湿邪内蕴，湿阻脉道，致血脉瘀滞，湿邪与瘀血搏结，蕴而化热，致肉腐成脓，出现肢体破溃腐烂。

石氏认为，脱疽虽然病因病机复杂多变，虚实夹杂，但最终导致本证发生的根本原因为"瘀"和"热"。"瘀"之由来，或因寒邪凝滞，或因湿邪阻滞，或因阳虚失煦，或因气虚鼓动无力，或因阴血匮乏干枯而致，瘀血不去，阻滞脉道，蕴久化热，热毒炽盛，热盛则肉腐。石氏认为，热毒之邪是导致组织破溃坏死的罪魁祸首，所以无论何种原因引起之脱疽，最终均有热毒之邪。这也是石氏对脱疽病因病机认识的主要观点。

二、治疗脱疽强调辨证分型，注重清解毒热，活血通络

依据前述病因病机，石氏根据疾病的不同阶段及临床表现，将脱疽分为7个证型。总的治疗原则为：邪实为主者以祛邪为主，虚实夹杂者则扶正祛邪并重，正虚为主者以扶正为先。

1. 阳虚寒凝证　多见于脱疽早期，往往患者就诊率很低，治疗以温经散寒，活血通络为主，或温补脾肾，散寒通络。

2. 血脉瘀阻证　多见于血栓闭塞性脉管炎中期，临床较多见。治疗以行气活血，化瘀通络为主。

3. 气虚血瘀证　多见于动脉硬化性闭塞症和糖尿病足中期，临床较多见。治疗以益气活血，化瘀通络为主。

4. 热毒伤阴证　多见于血栓闭塞性脉管炎后期，临床多见。治疗以清热解毒，滋阴通络为主。

5.阴虚毒热证　多见于动脉硬化性闭塞症和糖尿病足后期，临床多见。治疗以滋阴清热，活血通络为主。

6.湿热瘀阻证　多见于糖尿病足后期，亦可见于动脉硬化性闭塞症和血栓闭塞性脉管炎后期。治疗以清热利湿，活血通络为主。

7.气血两虚证　多见于动脉硬化性闭塞症、血栓闭塞性脉管炎和糖尿病足后期。治疗以益气养血，活血通络为主。

石氏认为脱疽是一种慢性疾病，起病慢，病程长。阳虚寒凝证的患者多为早期患者，仅有肢体发凉等轻微症状，发于青壮年者不予重视，老年患者因感觉迟钝而难以发现，一般人多以为是一时受凉等因素的影响，故症状多被患者忽视，往往不到医院就医。而一旦症状加重，可见足部出现颜色改变，间歇性跛行明显，甚至出现静止疼痛，当患者到医院就诊时，因血脉瘀阻日久，已有化热之象，或已毒热较盛。故石氏指出："此病虽有阳虚、寒邪，但往往瘀血瘀久化热，最终出现热盛致局部组织坏死。如用温热药（如桂枝、附子、麻黄、肉桂等）会助燥化热伤阴，使病情骤变，导致病情加重，甚或截肢。应用时一定要认准证，不可轻投。"所以，石氏在临床治疗时多慎用温热药物，十分重视清热法的运用。

在运用活血化瘀药时，石氏根据血脉瘀阻型患者往往有化热之象的特点，认为治疗时不宜大量使用川芎、乳香、红花等温热性质的活血药物。石氏认为，此类药味辛而性温，可致热邪更盛而耗损阴液。此外，对水蛭、虻虫等破血药亦应慎用，石氏认为在临床中过量使用破血化瘀药，不但不能改善局部症状，还会加速毒素吸收，致使伤口扩大，造成恶果。因此，在脱疽的血瘀期应注意瘀血化热的病机特点，使用行气活血药时，应佐以清热解毒药物。

石氏在临床中发现，在脱疽3期患者中，湿热瘀阻证及气血两虚证的患者较少见，而毒热伤阴证和阴虚毒热证较多，约占60%以上。故石氏在治疗脱疽时十分重视"清热解毒"和"滋阴通络"的应用，以清热解毒之法，折其热使痛自止；以滋阴通络之法，使阴液盛、血脉通而达到治疗目的。常用金银花、蒲公英、野菊花、石斛、玄参、天花粉、赤芍、鸡血藤、生甘草等组方治疗。石氏结合现代医学认为，清热解毒药物有消除血管壁炎症的作用，滋阴药可改善并降低患者的血液黏稠度，而活血药物有溶解血栓的作用。故在临床中多以此法治疗，取得了较好的疗效。石氏在此思想指导下，经过多年的临床实践，研制出了以清热解毒、滋阴通络为主的经验方"脉通灵1号"，并开展了"脉通灵1号"治疗血栓闭塞性脉管炎的课题研究，进行了大量的动物实验，通过临床实践及实验室研究两方面证实：该方组方合理，临床效果满意，可明显改善脱疽患者的临床症状，可降低截肢率，为脱疽的治疗提出了新的治疗思路。

三、脱疽外治法强调煨脓长肉，祛腐生肌

煨脓长肉、祛腐生肌是中医外科独特的理论。有关"煨脓长肉"的论述，最早见于申斗垣《外科启玄·明疮疡宜贴膏药论》曰："在凡疮毒已平，脓水来少，开烂已定，或少有疼痒，肌肉未生，若不贴其膏药，赤肉无其遮护，风冷难以抵挡，故将太乙膏等贴之则煨脓长肉，风邪不能侵，内当补托里，使其气血和畅，精神复旧，至此强壮诸疮，岂能致于败坏乎？"所谓"煨脓长肉"法，是指在疮面愈合的后期阶段，在皮肤和创面外敷药膏或散剂，使之从局部吸收，一方面，可促进创面及周围组织的气血通畅，增强防御能力；另一方面，可促使创面脓液渗出增多，载毒邪外出，从而达到促进创面生长的目的。这也是石氏在治疗一般外科疾病和脱疽等周围血管疾病中特别推崇的治疗思想。

石氏认为，脓是人体正气抗御外邪而产生的病理产物，为气血所化生，可载毒外泄，若气血旺盛，则脓液呈现为黄稠或白稠无味，且成脓迅速；若气血虚弱，则脓液稀薄，化脓迟缓；若气血衰竭，阴血凝滞，其结果就会无脓或很少化脓。所以外用中药后局部疮面脓液的多少是判断机体气血是否旺盛及能否托毒外出促进疮面愈合的指标。可通过使用中药外敷以"煨脓"，使"风邪不能侵"，正气得以顾护，

从而达到促进疮口生长的目的，而不宜过度强调脓净和创面过于干燥。据此理论，石氏研制出了脉管炎1～6号膏、海马膏等膏剂，用以保持创面湿润，以利于腐肉脱落，新肉生长，并可减轻因伤口干燥而出现刺激性疼痛，使局部气血通畅，提高机体自身抵御外邪的能力。通过"煨脓"，即保持创面湿润，达到促进局部症状改善，加快新肉生长的目的。石氏研制的外用药以化腐生肌、减少刺激为主要原则，并结合常见周围血管疾病具有疼痛严重的特点，加入止痛药物以增强止痛作用，在临床中使用取得了很好的效果。这些外用药至今仍在临床使用，对提高临床疗效，改善患者症状具有重要意义。

此外，在脱疽出现足趾坏死时，石氏认为，除使用药物"祛腐"外，还可借鉴现代医学清除坏死组织的方法。但其法使用时应采取"蚕食法"，尽量避免一次性彻底清创。只有在坏死组织与正常组织分界明显时，才能行坏死组织或趾骨切除术。如病情不稳定，分界不明显则禁止清创。石氏认为，坏死组织必须清除，但对其清除不应以损害正常组织为代价。由于脱疽与其他一般外科感染不同，系因缺血而导致，有正常组织则表明该处尚存一部分血液供应，具有抵御外邪、防止其进一步扩大的作用。而过度清创可进一步耗伤气血，损害正气，反而不利于其恢复。另外在足趾红肿期，表面局部毒热较重，清创刺激会使毒邪扩散，导致创面扩大。一定要等毒热得到控制，红肿消退后，才可以分离坏死的趾骨，并以蚕食法逐步剔除。在这一理论指导下，临床运用此法取得了很好的效果。

四、强调脱疽应重视预防与调护

脱疽是一种慢性且极易复发的疾病，故注重预防与调护、减少复发是本病治疗的重要方面。石氏除强调戒烟、肢体保温、避免受寒、预防外伤等一般调护措施外，还十分重视以下几方面：

（一）调节情志

石氏根据气行则血行，气滞则血瘀的理论，认为各种不良的情志变化都可导致气血瘀滞，而诱发本病或使病情加重。所以脉管炎患者一定要保持良好的心态和乐观向上的精神状态，正确认识疾病，本病虽然彻底治愈困难，但可以控制病情，缓解症状，减少复发，做到既来之则安之，积极治疗，最终战胜疾病。

（二）禁止过度性生活

石氏认为本病患者多有素体肝肾不足，而过度性生活会使肝肾功能更加虚弱，致使本病加重。另外，本病多为男性青壮年，其发病可能与雄性激素有关，目前虽未得到证实，但在临床实践中有不少由于过度性生活而使病情加重的例子，故石氏认为禁止过度性生活是控制本病的重要措施之一。

（三）坚持持之以恒的治疗与适度的体育锻炼

本病病程较长，尚不能达到完全根治。所以治疗应持之以恒，可以根据病情的轻重不同来选择不同的治疗方案，如中成药与汤剂交替治疗，不应在症状缓解后，长时间停止治疗，而使病情复发。另外，适度的体育锻炼是促进肢体侧支血管建立的有效措施，应鼓励患者长期坚持，但应注意循序渐进，强度与持续时间均不宜过度，以防止造成外伤，并避免因运动过量而使局部出现相对性缺血，而致病情反复。

五、常用方药

（一）内服方药

1985年，石氏与北京某药厂合作开发"通脉宝蜜膏"和"通脉宝丸"。1986年至1990年，石氏完成脉通灵1号治疗血栓闭塞性脉管炎的临床和实验研究。实验表明，脉通灵1号液对实验性血栓形成有明显抑制作用，可使患者血清铁、锌、铜的含量明显降低。

1. 脉通灵1号

组成：金银花、天葵子、野菊花、延胡索、玄参、石斛、赤芍。

功效：清热解毒，滋阴通络。

主治：用于治疗血栓闭塞性脉管炎之毒热伤阴证。

2. 脉通丸

组成：黄芪、玄参、天花粉、丹参、川楝子、金银花、牛膝。

功效：益气养阴，活血通络，清热解毒。

主治：用于脱疽（血栓闭塞性脉管炎）、青蛇毒（血栓性浅静脉炎）的恢复期，仍伴有间歇性跛行，趾（指）甲肥厚，足凉，无力等。

3. 通脉活血丸

组成：地龙、当归、木香、牛膝、甘草。

功效：活血化瘀，疏通经络。

主治：用于气滞血瘀，脉络闭阻所致血栓闭塞性脉管炎、血栓性静脉炎。症见间歇性跛行，足凉麻木，肌肉萎缩，静脉条索等。

（二）外用方药

石氏经过多年的潜心研究，总结出以中医"化腐生肌""煨脓长肉"为主要法则的独特外治法，并研制出海马膏、脉管炎 5 号膏等。

1. 海马膏

组成：雄黄、海马、炉甘石、朱砂、冰片。

功效：消肿止痛，化腐生肌。

主治：痈疽疮疡，溃烂，腐肉不脱，疮口不敛。

2. 脉管炎 5 号膏

组成：败酱草、蒲公英、血竭、大黄、野菊花、冰片等。

功效：清热解毒，消肿散结，止痛。

主治：用于热毒壅滞，血脉瘀阻（血栓性浅静脉炎），局部红肿热痛，结块或硬索条。

六、典型病案

【病案 1】

张某，男，32 岁。初诊日期：1979 年 3 月 8 日。

主诉：双下肢凉麻伴间歇性跛行 8 年，左足趾剧痛坏死 2 个月。

现病史：患者自 1971 年 3 月起，因受寒后，双下肢出现发凉麻木伴间歇性跛行，跛距 150m。于吉林当地医院诊断为"血栓闭塞性脉管炎"，予口服中药治疗，病情好转。但其后病情多次反复，并伴有双小腿沿静脉走行出现结节、索条状肿物。1979 年 1 月因剪趾甲造成外伤，左足 2、3 趾破溃疼痛，于当地医院诊断为"血栓闭塞性脉管炎"，经多方治疗，效果不佳，病情加重，拟手术截肢。患者随求治于我院，来院时见：左足 2、3 趾远端 1/2 干黑坏死，剧痛，夜不能眠，轻度发热，小便黄赤，大便干燥，5 日未行。

既往史：长期居住寒冷地区，有明显受寒；吸烟史 10 年，20 支 / 日；否认高血压、冠心病、糖尿病等慢性病史。

体格检查：神清状弱，面色灰暗，痛苦面容，屈膝抱足，体温 37.3℃。左足 2、3 趾远端 1/2 干黑坏死，少量分泌物，左足背远端 4cm 红肿。右足第 2、3 趾潮红，肿胀发凉。双足趾甲肥厚，皮肤干粗，汗毛脱落。双下肢肌肉明显萎缩，膝下 15cm 处肢体周径，左 28cm，右 30cm。双侧足背动脉、胫后动脉、左腘动脉未触及，右腘动脉搏动减弱，双股动脉搏动正常。舌质暗红，苔黄燥，脉弦细而数。

中医诊断：脱疽。

西医诊断：血栓闭塞性脉管炎。

中医辨证：毒热伤阴，脉络闭阻。

治法：清热解毒，滋阴通络。

方药：金银花 60g，天葵子 30g，野菊花 60g，玄参 30g，石斛 30g，赤芍 30g，延胡索末 6g（冲服），牛膝 12g，生黄芪 12g，生甘草 12g。7 剂，水煎服，每剂水煎 2 次，共 400mL，分两次饭后温服。

外治：足趾伤口外敷脉管炎 4 号膏，足背外敷芙蓉膏，每日 1 次。

二诊（3 月 15 日）：上药服 7 剂，自觉疼痛好转，双足红肿减轻，伤口可见少量分泌物，无异味。体温正常，神志清楚，大便每日 1 次，不干，小便黄。舌苔黄稍厚，脉弦细。

方药：毒热略减，上方中天葵子减为 15g，加鸡血藤 30g 以增加活血通络之力，加白术15g顾护脾胃，以防清热解毒之品伤及脾胃，14剂。外治同前。

三诊（3月28日）：上药服2周，双足红肿明显减轻，疼痛减轻，夜间能间断入睡，精神及食欲尚佳，左足趾坏死组织与正常组织分界。舌苔薄黄，脉弦。

方药：毒热渐弱，上方中金银花改为30g，白术改为30g；加当归15g以加强活血化瘀之力，加茯苓15g以健脾，30剂。患者带药回原籍服用。

外治：足趾伤口继续外敷脉管炎4号膏，每日1次。芙蓉膏停用。

四诊（4月28日）：左2、3趾远端坏死组织与正常组织分界，肿胀消失，皮色微红。伤口轻度疼痛，自觉双足发凉、麻木。饮食、二便正常，舌质红，苔薄黄，脉弦。内服药物继服上方30剂。外治：清除坏死组织，外敷凡士林油纱。

五诊（5月28日）：左2、3趾残端皮色微红，伤口愈合良好。疼痛消失，轻度发凉、麻木，间歇性跛行250m。膝下15cm处周径，左29cm，右30cm。汗毛增多，双下肢动脉搏动同前。舌质红，舌苔薄白，脉弦。改服：脉通丸、通脉活血丸，每次各1丸，每日2次。继续巩固治疗。

1984年5月其同事来京代述：患者已上班3年余，病情稳定。

【点评】

本例血栓闭塞性脉管炎患者为男性青壮年，久处东北寒冷地区，外感寒湿之邪，寒邪侵及脉络，致使经脉收引，血管挛急，血液瘀滞，凝滞于脉道；瘀血日久不去，继而化热，则损伤阴液，致肢体干枯坏死。石氏认为，本案患者为典型的热毒伤阴，脉络闭阻，治疗当以清热解毒，滋阴通络为主法。因患者疾病正值发展期，毒热鸱张，故使用大剂量清热解毒之品，以祛其邪热，阻止病情进一步发展。故一诊以五味消毒饮为主方，用金银花、野菊花、天葵子以控制热毒之进展。上述诸药性味多为苦甘寒，既可清热毒郁火，又不似黄芩、黄连、黄柏等大苦大寒之品，伤脾胃而损正气，体现了石氏用清热药之独到见解。方中除清热之品外，重用玄参、石斛以顾护毒热过度消耗之阴液，亦为石氏治疗此病的特色之一，体现了祛邪不忘扶正、治病以留人之学术观点。佐以赤芍、牛膝、延胡索偏凉活血之品，可防通络多辛温助热之弊；生黄芪益气托毒；甘草助清热解毒，且调和诸药。其方组织严密，切中病之要害，故7剂后热毒即减。此后诸诊，逐渐减少清热之品，酌加白术、茯苓、当归、鸡血藤以益气养血，扶助正气而渐收全功，完全符合中医外科治疗疮疡类疾病的规律与特点。

在外治法的运用中以"脉管炎4号膏"安抚保护创面，早期热毒炽盛时，创面周围以芙蓉膏清热箍毒，热去则减芙蓉膏，仅以"脉管炎4号膏"促进创面愈合，同时在截取坏死病变组织时，初期以"蚕食"法为主，病情稳定后行"鲸吞"法治疗，"蚕食"法与"鲸吞"法相结合，亦体现了中医外治法的主要特点。

石氏治疗本例患者采用内外治相结合，在证候辨别、治法选取、遣方用药等方面均严谨缜密，既遵循中医理论，又注重疾病特点，故能效如桴鼓，使顽疾得以痊愈。

【病案2】

佟某，男，37岁。1985年2月7日初诊。

主诉：双下肢发凉麻木、间歇性跛行5年余，加重1个月。

现病史：患者5年前无明显诱因出现双下肢发凉、麻木，伴间歇性跛行，跛距200m。双下肢反复出现硬结、索条状肿块。于当地医院诊断为"血栓闭塞性脉管炎"，予口服活血化瘀类中药治疗，病情尚平稳。1个月前患者受凉后，双下肢发凉麻木加重，左足夜间时有疼痛，间歇性跛行加重，跛行距离50m。遂来我院诊治。

既往史：吸烟史20年，每日40支；有受寒史；否认高血压、冠心病、糖尿病等慢性病史。

体格检查：神志清楚，一般情况尚可，全身检查无特殊。局部检查：双下肢皮肤略干粗，肌肉松弛，左侧明显。双足皮温低，汗毛部分脱落，趾甲略增厚，双足趾皮色暗红，左足为重，指压回血缓慢。双侧足背动脉、胫后动脉搏动未触及，双侧腘动脉搏动减弱。舌质暗红，舌苔薄黄，脉弦细。

中医诊断：脱疽。

西医诊断：血栓闭塞性脉管炎。

中医辨证：血脉瘀阻。

治法：活血化瘀，通络。

方药：地龙 12g，当归 15g，赤芍 30g，丹参 30g，木香 6g，延胡索 12g，川楝子 15g，牛膝 12g，金银花 12g，甘草 6g。7 剂，水煎服。每剂水煎 2 次，共 400mL，分两次饭后温服。

二诊：服药后，双下肢发凉、麻木减轻，余症无明显变化。上方加三棱 12g，当归改为 30g，服用 14 剂。

三诊：左足夜间偶有疼痛，双下肢发凉、麻木减轻，双足皮色好转，足趾触痛消失，间歇性跛行无变化。上方继服 21 剂。

四诊：患者双下肢轻度发凉、麻木，足趾疼痛完全消退。间歇性跛行距离延长至 150m。双足皮色淡红，皮温略低。继续予脉通丸和通脉活血丸，每次各 1 丸，每日 2 次。

【点评】

石氏认为此患者长期大量吸烟，烟毒入血，增加了血液黏稠度，加之外感寒湿之邪，寒邪侵及脉络，致使经脉收引，血管挛急，血液瘀滞于脉道之中，引起诸症。属血栓闭塞性脉管炎之血脉瘀阻证，治疗应以活血化瘀通络为主法。方中地龙、当归、赤芍、丹参、延胡索、牛膝活血化瘀通络，使瘀血祛而脉络通；根据"气行血行，气滞血瘀"的理论，佐木香、川楝子行气以助活血之力；金银花、甘草清热解毒，预防瘀血日久化热及活血药物辛温燥热之弊。服药 7 剂，双下肢发凉、麻木减轻，但夜间疼痛、皮肤颜色等症改变不明显。考虑辨证思路正确，只因瘀血较重，故加三棱 12g，当归改为 30g，以增加活血化瘀之力，使瘀血得祛，诸症缓解，临床取得了很好的效果。

第三节　相关论著

血栓闭塞性脉管炎的临床研究和实验研究

石晶华，金有豫
（《北京中医药》1991 年第 4 期）

【注：本研究获 1990 年度北京市科技进步二等奖】

北京宣武中医医院石晶华、首都医学院金有豫等专家通过对 210 例血栓闭塞性脉管炎（以下简称脉管炎）的临床和实验研究，进一步探讨了在周围血管疾病中血瘀证的病因病理，同时应用现代化的周围血管诊断和检查技术、实验方法，对建立本病的辨证分型的客观指标等方面进行了探讨。并对本病的有效方药进行了毒理、病理、药理、血清微量元素含量方面的研究。

一、临床研究方面

一般资料：本组 210 例均为男性，20～40 岁者 178 人，有冻伤史者 186 人，外伤史者 142 人，吸烟史者 173 人，Ⅱ期有 89 人，Ⅲ期有 121 人。

病例选择：按全国脉管炎会议制定的统一诊断标准选择病例。按中医辨证分为热毒型和血瘀型，均为重症患者。

方药：脉通灵 1 号液、脉通灵 2 号液。

表 3-1　210 例脉管炎疗效分析表

	临床痊愈	显效	有效	无效
例数	101	60	27	19
百分比（％）	49.4	28.5	13.1	9

表 3-2　临床症状变化表

	治疗前	治疗后
静止痛人数	131	消失：130
创面人数	121	愈合：90
肌肉萎缩人数	156	正常：96

血流图变化情况：治疗前 210 例血流量明显减低，弹性波消失，主峰角增大，治疗后血流量正常者 46 人，血流量增加者 142 人，弹性波明显恢复。

微循环：治疗前 210 例均为粒状流或断线流，血流速度 2.5 秒～5 秒，有瘀血者 165 人。治疗后血流速度正常者 142 人，瘀血消失者 159 人，血液流态均为线流（正常）者 124 人。

皮温变化：治疗前低于 26℃者 17 人，27～28℃者 103 人。治疗后恢复正常者 89 人，其余人没有低于 26℃。

210 例血液流变学变化：治疗前黏度均高，治疗后明显降低，均有统计学意义。

血小板聚集情况：治疗前聚集堆 29，治疗后 19。

二、实验部分

（一）脉通灵 1、2 号液急性慢性毒性试验

1. 根据大鼠最敏感的 ID50 观察，认为脉通灵 1、2 号液无毒，蓄积性也很小，未发现有诱变性。因此可以认为本制剂用于治疗脉管炎是安全的。

2.脉通灵2号液亚慢性毒性试验

实验结果表明，从血液常规指标、生化指标，血清尿素氮含量，血浆17-羟皮质酮含量测定，血清谷丙转氨酶活性以及病理检查，实验组与对照组无明显差异，说明安全无毒。

（二）脉通灵1、2号液的药理作用

1. 两制剂对实验性血栓形成的影响　给药一小时后对血栓形成有明显的抑制作用。

2. 两制剂对 AA 诱导的及 ADP 诱导的血小板聚集影响　体外实验对家兔血小板聚集有明显抑制作用；体内给药对 ADP 诱导的家兔血小板聚集有抑制作用，对 AA 诱导的无影响。

3. 两制剂对花生四烯酸代谢的影响　对家兔血小板 TXB_2 含量没有影响。脉通灵 1 号液对患者血浆 TXB_2、PgF_2 含量影响不大。

（三）脉通灵1、2号液在家兔体内溶栓作用的形态学观察

光镜下组织学检查说明两制剂在溶解血栓方面具有一定作用，在抑制血栓形成方面也有一定作用。

（四）脉管炎与微量元素铁、锌、铜的关系

Ⅱ、Ⅲ期脉管炎患者与健康人血清中铁、锌、铜浓度比较，Ⅱ、Ⅲ期脉管炎患者血清铁、锌、铜浓度均高于健康人，Ⅲ期脉管炎患者治疗后血清铁、锌、铜明显降低。

三、讨论

脉通灵1、2号液达到以上理想疗效，有其理论根据。临床上使97%的患者静止痛消失，使74.5%的患者创面愈合，肌肉萎缩全部有所恢复，96.3％的患者微循环得到改善，血液灌注量相应增加。42.3%的患者局部皮肤温度恢复正常，血液黏度降低。在抗血小板聚集，抑制血栓形成等方面起到良好作用。

实验研究表明：脉通灵1、2号液对实验性血栓形成具有明显抑制

作用，为临床使用两方药治疗血栓疾病提供了实验依据。

由于体内血小板活化可导致纤维蛋白形成血小板聚集及释放反应，进而对血栓疾病的发生、发展起主要作用。因而可以通过观察两方药对血小板聚集功能影响，来分析该药治疗血栓性疾病的作用机制。实验证明脉通灵1、2号液在体内对ADP诱导的血小板聚集有抑制作用。说明脉通灵1、2号液治疗脉管炎，可能与它能够抑制血小板聚集、能够抑制血栓形成有关。验证了中药能够抑制血栓形成的机理。另外，实验表明本制剂对花生四烯酸代谢的影响尚不明显。因此，本药物抗血小板聚集和抗血栓作用可能是通过其他途径发挥作用，值得进一步研究。

根据脉通灵1、2号液在家兔体内溶血栓作用的研究，说明两方药在血栓溶解方面具有一定作用，给药时间越长，作用越明显。而且也证明两方药在抑制血栓形成方面也有一定作用。这足以说明脉通灵1、2号液对脉管炎具有抑制血栓形成和溶解血栓的作用，不但可验证中药疗效，也能说明其作用机制。而且对本病的病因及病理机制也有较大参考价值。另外，首次发现并报道Ⅱ、Ⅲ期脉管炎患者治疗前后血清微量元素（铁、锌、铜）含量的变化。

本研究设计严谨、方法先进，观察严密，临床与实验研究相结合，科学性较强，在实验研究上有新的发现和改进。临床效果已达国内外领先水平。

石晶华治疗脉管炎的经验总结

霍凤，武俊英，张晓训，孙来运，韩颐

（中华中医药学会周围血管病分会第一届学术大会论文集）

血栓闭塞性脉管炎简称脉管炎，是一种进行缓慢的、主要累及四肢中小动脉和静脉的血管病变。好发于 20～40 岁的男性。其病因尚未完全明了，因而在预防与治疗等方面还缺乏有针对性的有效方法。所以，目前该类疾病的治疗效果还未达到令人满意的程度，截肢率较高，据统计，西方国家为 10%～20%，我国为 6% 左右。且复发率很高，为 33%～60%。近年来中医治疗此类疾病，从整体辨证和局部治疗两个方面都取得了一定的疗效，探索出了一些有效的内服和外用药物，在治疗方面展示了一定的优势和较大的发展潜力。著名外科专家石晶华老大夫对此病有比较深入的研究，有自己独到的见解，研制出了治疗该病的特色制剂，运用于临床取得了很好的疗效。其学术思想及经验简述如下：

一、治疗脉管炎重用清热解毒、滋阴通络法

血栓闭塞性脉管炎属于中医"脱疽"范畴。石氏认为脉管炎病因病机为：素体脾肾阳虚，外受寒湿，致使经脉收引，气血瘀滞，脉络闭阻，瘀血日久化热，热盛则阴伤，阴伤则肌肤干枯；热盛则肉腐，肉腐则为脓，导致肢体末端溃疡坏死。根据疾病不同阶段及临床表现一般分为 5 型来辨证治疗：

1. 阳虚寒凝型

属此病早期，临床少见。往往患者就诊率很低，治疗以温经散寒，

活血通络为主。

方药：阳和汤加减。

2. 血脉瘀阻型

属于中期脉管炎，临床较多见。治疗以行气活血，化瘀通络为主。

方药：脉通灵 2 号方加减。

3. 热毒伤阴型

属于脉管炎后期，临床多见。治疗以清热解毒，滋阴通络为主。

方药：脉通灵 1 号。

4. 湿热瘀阻型

属于脉管炎后期，临床少见。治疗以清热利湿，活血通络为主。

方药：清热除湿合剂，或脉通灵 1 号方加车前子、赤苓皮、黄柏等利湿之品。

5. 气血两虚型

属于脉管炎后期，临床少见。治疗以益气养血，活血通络。

方药：八珍汤加鸡血藤、牛膝。

石氏认为本证是一种慢性疾病，起病慢，病程长。阳虚寒凝型的患者多为早期患者，仅有肢体发凉等轻微症状，由于其多发于青壮年男性，一般人多以为是一时受凉等因素的影响，故症状多被患者忽视，往往不到医院就医。而一旦症状加重，可见足部出现颜色改变，间歇性跛行明显，甚至出现静止疼痛。当患者到医院就诊时，因血脉瘀阻日久，已有化热之象，或已毒热较盛。故石氏指出："此病虽有寒邪，但往往瘀久化热，最终出现热盛伤阴致局部组织坏死，如用温热药（如桂枝、附子、麻黄、肉桂等）会助燥化热伤阴，使病情骤变，导致病情加重，甚或截肢。应用时一定要认准证，不可轻投。"所以，石氏在临床治疗时慎用温热药物，并且十分重视清热法的运用。

在运用活血化瘀药时，石氏根据血脉瘀阻型患者往往有化热之象的特点，认为治疗时应慎用大量温热性质的活血药物，如红花、川芎、乳香等，石氏认为其性能辛散化热伤阴。而水蛭、虻虫等破血药亦应慎用，石氏认为在临床过量使用破血化瘀药，不但不能改善局部症状，还会加速毒素吸收，致使伤口扩大，造成恶果。因此石氏认为，在脱疽的血瘀期应注意瘀血化热的病机特点，治疗以行气活血为主，佐以清热解毒，而切忌过投辛温药物。

石氏在临床中发现，在脉管炎Ⅲ期患者中，湿热瘀阻型及气血两虚型的患者较少见，而毒热伤阴型较多，约占 60% 以上。治疗应以清热解毒，滋阴通络为主，以折其热使痛自止，滋阴扶正而达治疗目的。药用：金银花、蒲公英、野菊花、石斛、玄参、天花粉、赤芍、鸡血藤、生甘草。结合现代医学认识，石氏认为清热解毒药物有消除血管壁炎症的作用，滋阴药可改善并降低患者血液黏稠度，而活血药物有溶解血栓的作用。故在临床中多以此法治疗，取得了较好的疗效。石氏在此思想指导下，经过多年的临床实践经验，研制出了以清热解毒，滋阴通络为主的经验方"脉通灵 1 号"。并开展了"脉通灵 1 号"治疗血栓闭塞性脉管炎的课题研究，进行了大量的动物实验，通过临床实践及实验室研究两方面证实：该方组方合理，临床效果满意，可明显改善血栓闭塞性脉管炎的临床症状，降低截肢率，为血栓闭塞性脉管炎的治疗提出了新的治疗思路。

二、外治法强调煨脓长肉

煨脓长肉是中医外科独特的理论，这也是石氏在治疗一般外科疾病和血栓闭塞性脉管炎等周围血管疾病中特别推崇的治疗思想。石氏认为脓是人体正气抗御外邪而产生的病理产物，为气血所化生，可载毒外泄，不宜过度强调脓净和创面过于干燥。据此研制出了"脉管炎 1～6 号膏"、海马膏等膏剂，可保持创面湿润，石氏认为这样有利于腐肉脱落，新肉生长，并可减轻因伤口干燥而出现的刺激性疼痛，从而使局部气血通畅，提高机体自身抵御外邪的能力，通过"煨脓"，即保持创面湿润，可达到促进局部症状改善，加快新肉生长的目的。石氏研制外用药的原则以止痛、减少刺激、化腐生肌为主要特点，在临床中使用取得了很好的效果，这些外用药至今仍在我科使用，对提高临床疗效，改善患者症状发挥了较大的作用。

三、"蚕食法"在脱疽中的应用

石氏认为脱疽出现足趾坏死时，清除坏死组织应采取"蚕食法"，尽量避免一次性彻底清创。应在坏死组织与正常组织分界明显时，才能行坏死组织或趾骨切除术。如病情不稳定，分界不明显则禁止清创，否则会加重病情。石氏认为，坏死组织必须清除，但对其清除不应以损害正常组织为代价。由于本病与其他一般外科感染不同，系由于缺血而导致，有正常组织表明该处尚存一部分血液供应，具有抵御外邪、防止其进一步扩大的作用，而过度清创可进一步耗伤气血，损害正气，反而不利于其恢复。另外在足趾红肿期，表明局部毒热较重，清创刺激会使毒邪扩散，导致创面扩大。一定待毒热得到控制，红肿消退后，才可以分离坏死的趾骨，并以蚕食法逐步剔除。在此理论指导下，我们在临床运用此法取得了很好的效果。

四、重视预防与调护

脉管炎是一种慢性且极易复发的疾病。故减少复发是本病治疗的另一个特点。石氏除强调戒烟、肢体保温、避免受寒、热疗及避免外伤等调护措施外，还十分重视以下几方面：

1. 调节情志

石氏根据气行则血行，气滞则血瘀的理论，认为各种不良的情志变化都可导致气血瘀滞，而诱发本病或使病情加重。所以脉管炎患者一定要保持良好的心态和乐观向上的精神状态，正确认识疾病，本病虽然彻底治愈困难，但可以控制病情，缓解症状，减少复发，做到既来之则安之，积极治疗，最终战胜疾病。

2. 禁止过度性生活

石氏认为本病患者多有素体肝肾不足，而过度性生活会使肝肾功能更加虚弱，致使本病加重。另外，本病多为男性青壮年，其发病可能与雄性激素有关，目前虽未得到证实，但在临床实践中有不少由于过度性生活而使病情加重的例子，故石氏认为禁止过度性生活是控制本病的重要措施之一。

3. 坚持持之以恒的治疗与体育锻炼

本病是一种慢性、易复发、不能完全根治的疾病。所以治疗应持之以恒，可以根据病情的轻重不同来选择不同的治疗方案，如中成药与汤剂交替治疗，不应在临床治愈后，长时间停止治疗，而使病情复发。另外，坚持适当的体育锻炼是促进肢体侧支血管建立的有效措施。

五、注重结合现代医学，发展中医治疗

石氏不但有深厚的中医理论基础，坚持中医辨证论治，而且她从不排斥西医，并结合现代医学理论，大力引进西医治疗方法和科学研究方法。石氏还运用现代的科学方法开展了"脉通灵1号"治疗血栓闭塞性脉管炎的课题研究，并获得北京市科技进步三等奖。后又开展了国家"七五"攻关项目"血瘀证——血栓闭塞性脉管炎的临床及实验研究"，获得北京市科技进步二等奖。石氏与北京市第二医学院合作进行了"石晶华治疗血栓闭塞性脉管炎计算机专家系统"的研究，并获得北京市科技进步三等奖。石氏还与沈阳医学院合作进行了"脉通灵1号对家兔体外血栓的影响"等研究，这些工作的开展，为我科的进一步发展奠定了坚实的基础。

第四章

李廷来学术思想与验案

第一节　医家简介

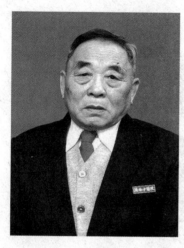

李廷来

李廷来（1919—1982），男，山东省阳谷县人，主任中医师，我国著名的中医外科专家、周围血管疾病专家，系中共党员。曾任济南市中医医院外科主任、副院长，兼任中华中医药学会外科分会委员，全国外科脉管专业委员会筹备组成员、技术顾问，山东省中医学会常委及外科学会主任委员，济南市中医学会副理事长、顾问委员会副主任委员，济南市红十字会理事等。

李氏出生于山东省阳谷县安乐镇一个贫苦的农民家庭，由于家境贫苦，刚上初中就辍学在家务农。当时中国的农村生产力落后，农民生活贫困，卫生条件极差，染病后无力求医，死亡者甚多。因此，李氏自18岁开始随其舅父学习中医，经自己刻苦学习，勤奋读书，李氏既能熟读中医的经典著作，还能背诵明清医家的有关著作，尤其是外科专著，如《医宗金鉴》《外科正宗》等；在随师学习中，李氏不断地总结经验，尤其对外科疾病的治疗尽得其传，并不断积累，师古不泥古，对外科外用药的膏、丹、丸、散的配制及炼丹技术融会贯通，使其医疗技术水平不断提高，收到很好的临床疗效。自20岁即悬壶乡里，独立行医，在当地名声大噪。

1947年，李氏受聘于济南永安堂执业中医外科，与后来成为山东中医药大学终身教授的周凤梧同堂诊病，两人一内科一外科，当时在济南地区影响很大。1950年，李氏进入济南医务学校学习。1953年，李氏积极响应政府号召，以适应社会的需要，更好地发展中医事业，自发组织成立了济南第三联合诊所。同年，为进一步落实党的中医政策，李氏又组建了济南市第二人民医院中医科；1957 年 5 月，李氏调入新成立的济南市中医医院，组建并领导济南市中医医院外科，成为济南市及山东省中医外科的奠基人之一。

李氏自 1953 年参加医院工作，历任济南市第三联合诊所医务股长、副所长，济南市中医医院外科主任、副院长。曾担任山东省第三届、第五届人大代表，济南市第八届人大代表，济南市第二届、第三届、第四届政协委员，以及省、市科协委员等职。

李氏学术渊博，医德高尚，德高望重，虚心好学，能摒弃门户之见，尊重同道，并积极组织参与各级学会、学术团体的工作，能团结著名的中医专家和中西医结合专家，一起组织全国及省市的学术会议及学术交流活动，促进了中医学术和中西医结合周围血管疾病事业的交流与发展，深受同行的好评。

李氏自青年时代开始习医，就立志于献身中医事业，尤其是新中国成立之后，在党的培养与关怀下，勤奋学习、苦心钻研、积极探索，尤其以朴实的工作作风，勤勤恳恳，任劳任怨，始终保持为患者着想的高尚医德。李氏自 1962 年晋升为主任中医师，仍不辞劳苦，奋斗在医疗第一线，积极参加科研与教学。并多次获得各种荣誉称号，曾获省级卫生系统荣誉称号 3 次，获市级荣誉称号 8 次，多次被评为先进科技工作者。1961 年，被山东省卫生厅评为济南市名老中医。1991 年，被国家"两部一局"定为第一批名老中医药专家经验继承工作指导老师。1992 年，被国务院授予"有突出贡献专家"，享受国务院政府特殊津贴。

李氏从事中医临床近六十年，由一名普通的乡村医生成为我国著名的中医外科专家，积累了丰富的临床经验，形成了自己的外科学术思想和独特的医疗风格。在繁忙的临床、教学、科研活动中，李氏不断地总结经验，以启迪后学，先后撰写《中医外科学》《实用中医外科学》《周围血管疾病》《医谈札记》等著作。其论文《以中医中药为主治疗血栓闭塞性脉管炎 450 例疗效总结》《三期一级血栓闭塞性脉管炎 173 例临床分析》《1967 例乳痈分析》等均在省级以上刊物发表。李氏近百万字的著作与文章，已成为极其珍贵的财富。

"经验来源于临床实践，知识来源于勤奋学习，一定要踏踏实实地工作，做一个合格的医生。"这是李氏告诫年轻医生的一句话。李氏以其高尚的医德，严谨的治学态度，以敬业乐群为怀，不分贫富，不嫌繁琐，悉心治疗，谦虚谨慎，对中医外科事业的执着与追求，成为这个时代振兴发展中医外科事业的光辉典范。

第二节 学术思想

李廷来是我国著名的中医外科专家、周围血管疾病专家。他熟读中医经典，勤求古训，皓首穷经，临证不辍，从医近六十年，积累了丰富的临床经验，形成了自己的外科学术思想与独特的医疗风格。其学术思想主要表现在以下几个方面：

一、辨证求因，审因论治

辨证论治是中医诊治疾病的重要原则，李氏在长期的临床实践中，坚持辨证求因，重视审因论治。他谨遵《内经》提出的原则："善诊者，察色按脉，先别阴阳；审清浊，而知部分；视喘息，听声音，而知所苦；观权衡规矩，而知病所主。按尺寸，观浮沉滑涩，而知病所生。"（《素问·阴阳应象大论》）临证辨证时，先辨阴阳、虚实，次辨经络部位，再辨局部的肿痛痒脓。如在总结治疗阳性疽证的治疗方法时，李氏提出："首先辨明阴阳、虚实，结合具体情况，内外兼治……进行治疗。"在应用外治法时，李氏根据患肢的不同情况和疮疡的变化，进行辨证施治，强调阴阳辨证，提出："外热内痛者，属阳证，用凉药敷贴，则热毒自解，瘀滞自消；外寒内痛者，属阴证，用热药敷贴，则脾胃自壮，阳气自回；半阴半阳证，用温药敷贴，则气血自和，瘀滞自消。"另外，还需注意阴阳转化，李氏提出："变证不可不知也，阳变为阴者，凉剂之过也，犹可以反。故多生，阴变为阳者，热药之骤也，不复可回，故难愈。"

外科疾病是发于内而形于外的疾病。李氏认为，其发病与脏腑、气血、经络功能有密切关系。在对周围血管疾病病因病机的认识上，李氏认为，疾病的发生与寒冷、劳累、外伤、饮食失节、情志因素等不良刺激有关，但正气虚弱是发病的基础，《素问·刺法论》曰："正气存内，邪不可干。"《素问·评热病论》曰："邪之所凑，其气必虚。"内外相合，两虚相合，致营卫不和，气滞血瘀，痹塞经络，筋脉失养是其主要病理机制。故以扶正祛邪，益气活血为基本治疗原则，并始终贯穿活血化瘀，通脉开塞之法。

在运用活血化瘀法时，李氏提出必须符合中医辨证施治的原则，才能提高疗效，如气血瘀滞型（Ⅰ、Ⅱ期）的血栓闭塞性脉管炎，采用活血化瘀法，其效果就明显。但对热毒型和湿热型（Ⅲ期1、2、3级的患者多为炎症期）就要以清热解毒、利湿热的药物为主，待其急性炎症消退后再用活血化瘀法，否则就会使寒、湿、热诸邪扩散，更加重病情。对气血两虚型血栓闭塞性脉管炎，采用扶正祛邪兼施之法，佐以活血化瘀。在慢性缺血期，病情趋于稳定阶段，使用活血化瘀法，使其祛瘀生新，疏通血脉，能缩短疗程，减少或降低截肢率。

李氏认为，周围血管疾病虽然有共同的特点，但是它们却不是等同的疾病，每一疾病临床发展阶段的临床表现又有其特殊性，不同的疾病可以归纳为不同的证型，在同一疾病发展过程中，不同的证型可以相互转化。如在《三期一级血栓闭塞性脉管炎173例临床分析》一文中，李氏总结了瘀滞型、热毒型、湿热型三型，进行辨证论治。李氏在诊治周围血管疾病时，强调辨病与辨证结合，提出"同病异治，异病同治"。在明确诊断和辨证的基础上，综合分析，结合疾病的特点，临证要通权达变，灵活运用，审察内外，整体察病，注意全身整体统一，以及四时气候的变化，要因人、因时、因地论治，做到用药应手，方合经权。如李氏总结闭塞性动脉硬化坏疽的治疗经验，应用四妙勇安汤加板蓝根可以控制坏疽感染，当肢体创口愈合，肉芽生长缓慢时，加黄芪则可以促进创口愈合。

李氏编著的《中医外科学·周围血管疾病》《泉城名中医经验选粹》及总结发表的系列论文中也充分体现出其辨证求因、审因论治的学术思想。

二、内外兼治，整体疗法

外治法是中医外科治疗学中不可缺少的重要组成部分，具有独特的作用。"外科之法，最重外治。"李氏对此有深刻的认识。李氏认为，外治法应以内治理论为依据，正如《理瀹骈文》所言："外治之理即内治之理，外治之药亦即内治之药，所异者法耳。"一般来说，比较轻浅的疮疡，通过外治，即可收功。但若系大疡重症，仅靠外治是不够的，必须内治和外治相结合，辨证治疗，方可提高疗效，转重为轻，化险为夷。

李氏将外治法归纳为药物疗法、手术疗法和其他疗法三大类。临证时，在大多数情况下，应用多种外治手段同时配合治疗，如大疡痼疾，则需熏洗、渍溃、切开、筒拔、掺药、围药或盖贴膏药等配合使用。李氏认为药物疗法是外治法使用最广泛的在一种疗法，包括膏药、药膏、围药、掺药、熏洗药、擦药、涂药、吹药、药线等类型。并提出应用药物疗法时应注意以下几点：

①要掌握每一药物类型的特性。因为每一类型外用药物的制作方式、使用方法、作用特点各不同，如围药具有围聚束毒，防止病邪扩散的作用；熏洗药具有温通腠理、荡涤脓腐之力；掺药药少力专，且作用广泛。

②掌握不同药物类型间的关系。如使用其他药物疗法前可先用熏洗之剂，使之腠理疏通，以利于药物渗透肌肤；掺药须与膏药、药膏配合使用才能相得益彰。

③认清每种药物类型中的异同。如掺药虽然制用方式相同，因其适应证有异，故分为消散、提脓去腐、去腐平胬、生肌收口、止血药等。擦药虽然使用方法相同，但由于配制剂型不同，而有酊剂、油剂、粉剂之殊。李氏在《谈谈外治法》中详细论述了膏药、掺药、药线的制作、功效、适应证、注意事项等，这体现了他深厚的中医理论功底以及对中医外治疗法独特作用的深刻理解。

另外，李氏在临床实践中，除继承优秀古方外，还创制了疗效显著的外用膏药、掺药等，如治疗肿疡（血栓性浅静脉炎）的消炎软膏，治疗软组织溃疡（脱疽、臁疮）的月白珍珠散、化腐定痛散、白灵药、生肌散，治疗皮肤病的白花油膏，治疗皮癣的顽癣膏，治疗烫伤的紫草膏，治疗软组织损伤的紫金散软膏等，都是外科常备药品。总之，李氏在运用外用药物时强调："应熟悉各药的性能，辨证论治，方合经权之道"。

外科疾病是发于内而形于外的疾病，故治疗外科疾病应当内治法与外治法相结合，不可忽视与偏废。李氏在《医谈札记》中提出："中医外科学的治疗方法是一种内外兼治的整体疗法，因此在治疗时应根据病情的发展，结合人体的条件，采取适当的治疗措施。"李氏这种学术思想处处体现在其临床实践中。李氏在《三期一级血栓闭塞性脉管炎173例临床分析》的论著中，临床辨证分为瘀滞型、热毒型、湿热型，因证选方，分别以顾步汤、四妙勇安汤、茵陈赤小豆汤为主方加减，同时根据溃疡或坏疽的情况进行局部辨证，依证采用多种类型的外用药物进行施治。当坏疽稳定，停止发展，出现明显的分界线时，及时实行坏死组织切除术，以促进创口顺利愈合。临床治愈101例，明显好转55例，进步7例，总有效率为94.3%。

在《以中医中药为主治疗血栓闭塞性脉管炎450例疗效总结》一文中，更充分体现了李氏内外兼治、整体疗法的治疗思想：

（1）依证分型，辨证施治

依据长期的临床实践，总结出虚寒型、气血瘀滞型、湿热型、热毒型、气血两虚型五种证型，依法择方内治。

（2）重视外治法，局部辨证施药

①未溃：患肢（趾）凉、酸、胀、痛者，应用熏洗药（生甘草30g、生姜60g），以疏通血管，缓解疼痛；患肢红肿有块或并发浅静脉炎者，外敷清热解毒、消炎止痛的消炎软膏（芙蓉叶120g、大黄30g、南星12g、升麻15g）。

②已溃：辨证施以黄连膏、白芷散、三黄溶液、生肌玉红膏、全蝎膏等。并结合手术疗法依据病情施以坏疽清除术。李氏强调正确的局部处理尤为重要："若处理得当可以减少病痛，控制感染，使坏疽局限，促进疮口愈合。若处理不当或误治，可使病情加重或恶化，甚至导致截肢。"在李氏编著的《中医外科学·周围血管疾病》著作中，详细完整地论述了周围血管疾病内外兼治的整体疗法。

三、对周围血管疾病中"湿热下注"的认识

我国对周围血管疾病的研究始于血栓闭塞性脉管炎这一疾病。李氏提出的湿热型血栓闭塞性脉管炎，完善了中医学对血栓闭塞性脉管炎的辨证分型，这一理论在当时受到全国同行的高度重视。在长期的临床实践中，李氏总结出湿热型血栓闭塞性脉管炎的主症为：小腿胀痛或胀重，乏力，喜下垂，伴面色灰滞，四肢乏力，食欲不振，脉弦数或滑数，舌苔白腻或黄腻。严重者可见小腿肿胀，甚则有凹陷性水肿，并伴有游走性静脉炎，小腿内外踝、足背有条索状肿块，红肿疼痛，压痛明显，活动时有跛行。如有溃面，多有渗液、糜烂、肉芽组织水肿等现象。

其病因病机为：患者体弱阳虚，复因寒冷刺激，湿邪下受，寒凝络阻，气滞血瘀，四末失养，寒湿瘀久化热或寒湿化热复感湿热之邪所致。另外，患者病久或饮食失节，损伤脾胃，脾失健运，水湿内生，湿邪郁久化热，湿热下注，经脉闭阻也可致病。

治以清热利湿，芳香化浊。李氏针对此病创立了著名的"茵陈赤小豆汤"。李氏在《三期一级血栓闭塞性脉管炎173例临床分析》中指出："湿热型脉管炎是占比例最少的一型，首选方为茵陈赤小豆汤，173例中有1/5的患者服过此方。"后来，茵陈赤小豆汤被广泛应用于血栓性浅静脉炎、下肢深静脉血栓形成、下肢淋巴水肿等周围血管疾病的治疗，取得满意疗效。李氏总结道："凡下肢肿胀明显，静脉回流障碍，有深浅层静脉炎，局部流水作痒者用之多效。"这也体现了李氏

辨证求因，审因论治，同病异治，异病同治的学术思想。

四、强调顾护"脾胃"

脾胃为后天之本，气血生化之源，脾主身之肌肉，主四肢。脾胃在疾病的防治中有着重要的作用，正如李东垣在《脾胃论·脾胃盛衰论》中所说："百病皆由脾胃衰而生也。"李氏在临床诊治疾病过程中，谨遵《内经》"治病必求于本"的原则，尤其注意"脾胃"功能。李氏在其编著的《中医外科学·周围血管疾病》中指出："正气虚弱是发病的内因，是致病的基础。"脾胃功能受损可以导致许多周围血管疾病的发生，如饮食失节，过食膏粱厚味，辛辣炙煿，可以损伤脾胃，从而生湿、化痰、化热，积湿下注，留滞筋脉，致生脱疽、恶脉等；情志不畅，思虑伤脾，脾阳不振，运化失司，不能正常的输布精微于血脉，渐致气血亏损，血脉不得充盈，四肢不得禀水谷气，气日以衰，脉道不利，而发脱疽、恶脉；先天禀赋不足，脾虚、脾阳虚等可以导致"无脉症""雷诺病"的发生等。

因此，李氏在治疗周围血管疾病时，常常使用调理脾胃的药物，如：虚寒证，选用真武汤，湿阻中焦者加砂仁、半夏、陈皮以燥湿醒脾；湿热证，应用茵陈赤小豆汤，方中佩兰、白豆蔻芳香化浊醒脾；气血两虚证，方选八珍汤、人参养荣汤、归脾汤、顾步汤等；脾虚证，方选防己黄芪汤、香砂六君子汤等。

在疾病的整个治疗过程中，李氏也时刻注意顾护"脾胃"功能。如在《三期一级血栓闭塞性脉管炎173例临床分析》中，李氏指出："治疗热毒型脉管炎，适当佐以清热解毒，苦寒清热活血行瘀之品，可增加疗效……苦寒清热药用量适当，过则苦寒伤胃。滋阴药如玄参，量大则滑肠，影响脾胃健运，故用量可根据临床制定。"另外，李氏在《以中医中药为主治疗血栓闭塞性脉管炎450例疗效总结》中提出了血栓闭塞性脉管炎的治疗方法也有一定的规律性，即活血化瘀、扶正固本、清热解毒三大法则，其中病程日久，气血耗损，身体虚弱者当以扶正固本为治法，这正体现了他顾护"脾胃"的学术思想。

五、医德医风

"经验来源于临床实践，知识来源于勤奋学习，一定要踏踏实实工作，做一个合格的医生。"这是李氏经常告诫年轻医生的一句话。

李氏是新中国中医外科事业的奠基者、开创者和领导者之一，他以深厚的中医理论和丰富的临床经验服务于人民，享有很高的声誉。同时，他的忠厚宽容、正直善良、坦诚热情，吸引和影响着许多中医外科专家、中西医结合外科专家。他一生致力于外科学的研究，推动了我国中医外科事业的发展。正如我国著名中西医结合外科专家尚德俊教授所言："廷来同志的外科学术成就，是通过勤勤恳恳地劳动和踏踏实实地工作取得的。在学术研究中，他坚决反对虚假和虚张声势，并敢于坦率提出批评意见。他宁静、淡泊，从不宣扬自己的外科学术成就。"

六、诊治经验

（一）血栓闭塞性脉管炎

血栓闭塞性脉管炎是指发于四肢末端，严重时趾（指）节坏疽脱落的一种慢性周围血管疾病。其临床特点是好发于四肢末端，以下肢为多见。初期肢体先有发凉、怕冷、苍白、麻木、间歇性跛行、皮肤营养障碍，严重时肢端剧痛，日久发黑，形成溃疡、坏疽。本病好发于青壮年男性，多有重度嗜烟历史，属中医学"脱疽"范畴。

1.病因病机

李氏认为，本病因寒冷、潮湿、劳累、外伤、冰冻等不良刺激所致气血瘀滞，营卫不和，经络闭塞，气血运行受阻，而使血管发生病变，其根本原因是正气虚弱。所谓"邪之所凑，其气必虚"。外因是变化的条件，内因是致病的基础。尽管有寒冷、潮湿、劳累、外伤、冰冻诸因，若正气不虚，是不能致病的，即"风雨寒热，不得虚邪，不能独伤人"。所以，正气虚弱是致病之主要原因，寒冷、潮湿、劳累、外伤、冰冻等是诱发此病的主要条件。

2. 辨证论治

李氏依据本病的发展全过程、症状、体征及自己的临床体会，将本病分为五种证型。

（1）虚寒证

主症：患肢喜暖怕冷，触之发凉。局部麻木，伴有冷痛，每遇寒冷或在夜间加重，皮肤苍白或潮红，均为可逆性。运动时小腿乏力、跛行，运动后局部苍白、发凉加重。足背趺阳脉（足背动脉）及太溪脉（胫后动脉）减弱或消失。舌质淡，苔薄白，脉沉迟或沉细。

立法：温经散寒，通阳活络。

方药：阳和汤（《外科证治全生集》）。

熟地黄 30g，鹿角胶 9g，白芥子 6g，炮姜炭 3g，肉桂 3g，麻黄 3g，甘草 3g。

方解：熟地黄、鹿角胶补血填精，温补和阳；炮姜炭、肉桂、麻黄开腠理，解寒凝，温经通络，散寒止痛；白芥子祛湿化痰，有利通脉；甘草调和诸药，又能缓急止痛。合之则有温通补虚的作用。

加减：局部凉甚者加熟附子，并重用肉桂；瘀滞明显者加桃仁、红花、地龙；血虚者加当归、鸡血藤；气虚者加黄芪；上肢者用桂枝，去肉桂；下肢者加牛膝。

（2）瘀滞证

主症：患肢怕冷，麻木，酸胀，疼痛。疼痛多为固定性、持续性，活动后患肢呈苍白色，胀痛加重。趾端或脚底有瘀血斑或瘀点，皮色暗红或青紫，活动后或小腿下垂时颜色加重。另伴有条索状硬块，跛行。舌质淡红，边青或有瘀点，脉弦或细涩。

立法：活血化瘀，益气养血。

方药 1：顾步汤（《外科真诠》）加味。

生黄芪 30g，高丽参 9g，当归 30g，金银花 90g，霍石斛 30g，牛膝 15g。

本方剂量可以减量使用。

方解：方中黄芪、高丽参大补血气，以扶正气，是为"气行则血行"之意；当归、牛膝补血活血，引药下行；霍石斛养阴，可治疮毒；金银花清热解毒。故有大补气血，而泄其毒之功效。可佐以桃仁、红花、地龙、鸡血藤、丹参以助其活血化瘀之力。

备注：常用四虫丸作为辅助治疗。四虫丸有活血通脉，破瘀攻坚，镇静止痛，解毒之效，对血管痉挛引起的疼痛效佳。

方药 2：血府逐瘀汤（《医林改错》）。

当归 9g，生地黄 9g，桃仁 12g，红花 9g，枳壳 6g，赤芍 15g，柴胡 3g，川芎 6g，牛膝 9g，生甘草 3g。

方解：方中当归、桃仁、红花活血祛瘀，为主药；赤芍、川芎助其活血化瘀，为辅药；生地活血凉血，配当归、赤芍，使其祛瘀而不伤阴血；牛膝破瘀，可通血脉；用少量柴胡以理厥阴之肝气；用枳壳以理气机；甘草调和诸药，缓急止痛。故合用能活血祛瘀，行气止痛。

（3）湿热证

主症：患肢酸胀、沉重、无力，喜下垂，触之发凉而畏热，甚则有凹陷性水肿，并伴有游走性静脉炎，或有条索状肿块，红肿疼痛，跛行。呈湿性坏疽，渗液较多，糜烂，肉芽水肿。面色灰滞，常有胸闷，纳呆，口渴不欲饮，恶油腻，小便短黄。舌苔白腻或黄腻，脉象濡数或滑数。

立法：清热利湿，芳香化浊。

方药：茵陈赤小豆汤。

茵陈 24g，赤小豆 18g，生薏苡仁 30g，炒苍术 9g，黄柏 6g，苦参 12g，防己 9g，泽泻 9g，白豆蔻 9g，佩兰 9g，木通 6g，川牛膝 12g。

方解：方中茵陈芳香化湿以清络热，配赤小豆、生薏苡仁分利淡渗、祛湿，为主药；苍术、黄柏、苦参、防己清热燥湿，为辅药；泽泻、木通利水渗湿，为佐药；佩兰、白豆蔻芳香化湿，助脾健运；川牛膝活血行瘀，通脉消肿，引药下行。

加减：热盛者加山栀子、黄芩、滑石；感染重者加金银花、蒲公英、紫花地丁；瘀滞者加地龙、丹参、赤芍；有静脉炎者加忍冬藤；小便黄浊者加滑石，去木通；湿重者加猪苓，去防己；舌苔黄腻者是热重于湿，应重用清热药；舌苔白腻者是湿重于热，应重于利湿，佐以渗湿。

（4）热毒证

主症：患肢喜凉怕热，局部红肿，剧痛如汤泼火燃，喜将患肢置于被外，昼轻夜重，不能成寐，疼痛难忍，患者常握足动摇，抱膝呻吟；伴发热、口渴、烦躁，严重时神智昏愦，纳呆，便秘。舌质红绛少津，苔黄或黄厚而糙，脉象弦数或洪数。

立法：清热解毒，滋阴活血。

方药：四妙勇安汤（《验方新编》）。

金银花 60g，玄参 60g，当归 30g，生甘草 18g。

方解：金银花、甘草清热解毒；玄参滋阴解毒，散结消肿；当归和血通脉，消肿止痛。

加减：壮热、口渴者，加栀子、黄芩、牡丹皮、生地黄以助清热凉血，苦寒泻火之力；咽干口燥，口渴欲饮者，去当归，加生石膏（60g 或 40g）、知母、天花粉清肺胃之热；瘀滞肿胀者，选加桃仁、红花、丹参、赤芍、鸡血藤以助活血逐瘀之力；局部感染严重者，加紫花地丁、野菊花、蒲公英以助清热解毒之力；疼痛严重心烦不宁者，可配合黄连解毒汤佐安宫牛黄丸 1 粒、紫雪丹 1.5g 冲服，或用四红汤。

四红汤：紫草 9g，紫参 24g，丹参 30g，茜草 30g，金银花 30g，板蓝根 18g，赤芍 10g，天花粉 12g，生甘草 10g。本方有行瘀通脉，凉血解毒之效。

（5）气血两虚证

主症：患者病久，气血耗损，形体消瘦，面容憔悴，心悸失眠，消瘦乏力，患肢肌肉萎缩，皮肤干燥，疮口久不愈合，肉芽暗淡，脓液稀薄，疼痛不重。舌质淡红，苔薄白，脉沉细或濡细。

立法：补益气血，扶正固本。

方药：人参养荣汤（《太平惠民和剂局方》）。

高丽参 6g，炙黄芪 18g，土炒白术 6g，茯苓 12g，熟地黄 30g，当归 12g，炒白芍 9g，远志 9g，五味子 3g，肉桂 4.5g，陈皮 6g，甘草 3g，生姜 3 片，大枣 4 枚。

方解：高丽参、黄芪、白术、茯苓、甘草健脾益气；熟地黄、白芍、当归、肉桂和营补血；远志、五味子安神宁心；陈皮、生姜、大枣悦胃健脾。合之有补气养血，安神宁心之效。对脱疽伴气血不足，心虚惊悸，久不收口者佳。本方可加牛膝、鸡血藤以助其活血通脉。

3. 外治法

外治法是治疗血栓闭塞性脉管炎的重要方法之一。李氏谨遵"外科治疗，最重外治"的思想，尤其对三期（坏疽期）较严重的患者更加重视外治。李氏认为："若忽视了局部处理，往往因小失大，耽误病机，引起不良后果。"并强调："在治疗过程中要根据不同的病情，采用中西两法辨证换药，能收到较好的效果。"兹将常用方法简介如下：

（1）未溃

患者多是一期、二期血栓闭塞性脉管炎患者，患肢（趾）发凉、酸、胀、痛，或并发浅静脉炎及肿块结节等。

治法：①用生甘草 30g，生姜 60g，煎后熏洗，有疏通血管，缓解疼痛的作用。②患肢红肿有块或并发浅静脉炎，外敷消炎软膏（芙蓉叶 120g，大黄 30g，南星 12g，升麻 15g，为末，用蜂蜜或凡士林调膏），有清热解毒，消炎止痛作用。

（2）已溃

三期一级以上的血栓闭塞性脉管炎患者，均有不同程度的溃疡和坏疽。若局部红肿或脓液较多，外治更为重要。若处理得当，可以减轻病情，控制感染，使坏疽局限，并促进创口愈合；如处理不当或误治，可使病情加重或恶化，甚者导致截肢。

①甲沟感染：趾（指）甲沟部破伤感染，或有脓液，可及时清洁换药。用黄连膏外敷，或抗生素纱布湿敷。切忌在病情进展或炎症较重时进行拔甲。

②趾（指）坏疽或感染：坏疽应先区别是干性坏疽还是湿性坏疽。若由于缺血呈干性坏疽，应防止其感染，外用白芷粉制剂干包，促其干燥，待其自然脱落。亦可使湿性坏疽转化为干性坏疽，待局部干燥，界限分明时再进行清除术。

③面积较大的坏疽继续感染：坏疽继发感染部位蔓延至足背部，脓液较多，周围皮肤及肌肉湿烂，可用三黄溶液（黄芩、黄柏、黄连），或用多黏菌素、卡那霉素湿敷；亦可用纱布、紫草纱布外敷，促其坏疽局限，炎症消失，以便逐步进行分期清除。

④长期经久不愈合的溃疡：创面脓液已尽，肌肉生长迟缓者，宜中西两法交替使用，效果较好。如局部创面脓液较少时，用中药生肌散、月白珍珠散、白灵药等；或用生肌玉红膏、全蝎膏、血竭膏等辨证施用；若脓液较多，可用抗生素湿敷。

⑤坏疽清除：坏死组织清除，必须待炎症消退，坏死部位局限，全身状况消失后。可用"蚕食法"逐步清除，由远而近逐步进行。坏疽清除范围以正常组织与坏疽组织的分界为限，不可清除过多，以免影响创面愈合和扩散。趾（指）骨髓炎，死骨暴露后，可酌量清除死骨及周围坏死组织；若趾（指）骨不暴露者，不可急于清除；坏疽保守范围一般以足跟部坏疽为限。若坏死组织超过跟骨者，经多方治疗效果不显仍继续恶化者，可行小腿截肢术。

4. 止痛方法

疼痛是血栓闭塞性脉管炎最突出的临床症状之一，主要原因为远端组织缺血、缺氧所致。李氏主张辨证止痛，"审因治疗"。根据中医"不通则痛"的理论，采用"逸者行之，塞者通之，虚者补之，热者清之"的治则。对于血虚疼痛者（缺血性疼痛）宜大补气血，温阳通脉；对瘀滞作痛者（血管痉挛性疼痛），可用活血化瘀，疏通血脉，佐以四虫丸；气虚作痛者（缺血性神经炎），以补气为主，佐以活血通脉；热毒炽盛作痛者（感染性疼痛），重用清热解毒或苦寒泻火，消炎止痛；对异物刺激性疼痛，可清除坏死组织、药痂、死骨等，保持疮面清洁，以减轻疼痛。李氏认为长期服用中草药，有较好的止痛效果，但见效缓慢。

止痛药酒（经验方）：适于能饮酒的患者，疼痛发作时服用 15 ～ 20mL，亦可每晚常规服用 15 ～ 20mL，对二期或三期一级的患者效果较好。

5. 疾病转归及预后

1963 年至 1979 年，以中医药为主，治疗血栓闭塞性脉管炎住院患者 700 余例，取得满意效果。总结完整病例 450 例，临床治愈 246 例（54.7%），好转 169 例（37.6%），无效 35 例（7.7%），总有效率为 92.3%。

6. 疗效标准

（1）临床治愈

①临床主要症状消失；②创面完全愈合；③患肢侧支循环已建立，血液循环无明显障碍；④能进行一般工作，或恢复原来工作者。

（2）好转

①临床主要症状显著减轻，静止痛消失，皮肤颜色、温度较以前明显好转；②创面愈合或接近愈合；③血液循环仍有轻度障碍；④能恢复轻度工作。

（3）无效

经 3 个月治疗，症状和体征无改善，创面无好转而病情恶化者。

（二）闭塞性动脉硬化坏疽（动脉硬化闭塞症坏疽期）

动脉硬化闭塞症是全身性动脉粥样硬化在肢体局部的表现，多见于 40 岁以上的中老年人。由于动脉内膜粥样改变，导致管腔狭窄、闭塞，发生肢体血液循环障碍，甚至出现溃疡或坏疽。常伴有冠心病、糖尿病、高血压、脑血管病等，病死率、致残率较高。动脉硬化闭塞症属中医学"脱疽"范畴。

1.病机探微

李氏认为，本病是血管中有郁热，因而津液不足，血液黏稠，血管壁增厚，以致血液流通稽迟，动脉管腔粥样斑块形成，因而发生动脉狭窄或闭塞，使血液流通不畅，造成肢体供血不足，致使肢体发凉怕冷，肤色苍白，疼痛，瘀久则生热，热盛则腐烂筋骨，形成坏疽。

2.辨证论治

李氏依据本病的发展全过程、症状、体征及自己的临床体会，将本病坏疽期分为瘀热证和湿热证。

（1）瘀热证

主症：患肢发凉怕冷、麻木、疼痛，肢端有瘀血斑、瘀点，或呈紫褐色，皮肤苍白或潮红。舌边有瘀血，脉弦硬或弦数。

立法：滋阴清热，壮水之源。

方药：四妙勇安汤（《验方新编》）加板蓝根。

金银花45g，玄参45g，当归30g，生甘草18g，板蓝根24g。

方解：玄参为君药，滋阴清热，养阴生水，祛脏腑浮游之火；当归是臣药，活血养血，生血，实为血药之首；佐以大量的金银花，清热解毒，既不伤正气，又不伤血；甘草调和诸药，而解百毒，缓解中和，为使药；板蓝根助玄参养阴清热。

李氏认为，本病是水火不平衡，津液枯涸之证，所以得到玄参的滋阴生水，板蓝根之养阴清热，以壮水之源，而清血中之燥热。当归活血通脉，故患者疼痛能减轻，瘀热得以缓解。故李氏认为："非大量养阴生津、活血、解毒，何以抑火生津而治此病哉。"

（2）湿热证

主症：患肢肿胀，畏热喜凉，局部灼热、疼痛，坏疽发展较快，伴有高热，口渴不欲饮，恶油腻，胃纳不香，小便黄赤。舌苔黄厚或白腻，脉象滑数或细数。多见于干性坏疽继发感染者。

立法：清热利湿，芳香化浊。

方药1：茵陈赤小豆汤。

茵陈24g，赤小豆18g，炒薏苡仁30g，炒苍术9g，黄柏6g，苦参12g，炒山栀子9g，泽泻9g，白豆蔻9g，佩兰9g，木通6g，生甘草3g。

方解：方中茵陈芳香化湿，以清络热，配赤小豆、炒薏苡仁分利淡渗、祛湿，为主药；苍术、黄柏、苦参、山栀子清热燥湿，为辅药；泽泻、木通利水渗湿，为佐药；佩兰、白豆蔻芳香化湿，助脾健运；甘草调和诸药。

方药2：五神汤（《外科真诠》）。

金银花30g，紫花地丁18g，茯苓12g，车前子9g，牛膝9g。

功效：清化湿热，解毒消肿。

加减：原方加苍术、黄柏、薏苡仁可助清热利湿之力；小便短少而黄者，加滑石、泽泻、猪苓清热利小便；舌质红绛，苔浮黄者，加栀子、连翘清心泻热，加泽兰、忍冬藤活血通络，以清血管中热。

李氏治疗湿热证患者，通常初服茵陈赤小豆汤，继服五神汤加味。

（三）糖尿病坏疽

主症：患者有糖尿病史，患趾肿胀紫暗，继起脓疱，踇趾多见，多呈湿性坏疽，腐烂蔓延，五趾相染，上攻足面，灼热疼痛，伴有高热、面色苍黄、浮肿。舌质红而中剥，舌光滑无苔，脉象濡细或滑数。

李氏认为，本病是以糖尿病伴有动脉硬化为病理基础，系肾阴不足，虚火炽盛。

立法：滋阴清热。

方药：知柏地黄汤（《小儿药证直诀》）。

熟地黄30g，山茱萸12g，怀山药12g，牡丹皮9g，茯苓9g，泽泻9g，知母12，炒黄柏12，天花粉18g。

加减：如局部感染严重，红肿热痛颇剧者，加金银花、蒲公英、紫花地丁、红藤（大血藤）、连翘以清热解毒，缓解炎症，此乃滋阴降火，佐以甘寒清热。

若高热昏迷者，用犀角地黄汤（《备急千金要方》）：犀角6～9g，生地黄 30 ～ 60g，牡丹皮 12g，杭白芍 12g。本方清热解毒，凉血散瘀，加金银花、连翘、板蓝根等可助其清热解毒之力。

七、常用方药

1. 茵陈赤小豆汤（经验方）

组成：茵陈 24g，赤小豆 18g，生薏苡仁 30g，炒苍术 9g，黄柏 6g，苦参 12g，防己 9g，泽泻 9g，白豆蔻 9g，佩兰 9g，木通 6g，川牛膝 12g。

方解：方中茵陈芳香化湿，以清络热，配赤小豆、生薏苡仁分利淡渗、祛湿，为主药；苍术、黄柏、苦参、防己清热燥湿，为辅药；泽泻、木通利水渗湿，为佐药；佩兰、白豆蔻芳香化湿，助脾健运；川牛膝活血行瘀，通脉消肿，引药下行。

加减：热盛者加山栀子、黄芩、滑石；感染重者加金银花、蒲公英、紫花地丁；瘀滞者加地龙、丹参、赤芍；有静脉炎者加忍冬藤；小便黄浊者加滑石，去木通；湿重者加猪苓，去防己；舌苔黄腻者是热重于湿，应重用清热药；舌苔白腻者是湿重于热，应重于利湿，佐以渗湿。

适应证：血栓闭塞性脉管炎、动脉硬化闭塞症、下肢深静脉血栓形成、下肢丹毒、下肢皮肤血管炎等周围血管疾病属湿热证者。

2. 四妙勇安汤（《验方新编》）加板蓝根

组成：金银花 45g，玄参 45g，当归 30g，生甘草 18g，板蓝根 24g。

功效：滋阴清热，壮水之源。

方解：玄参为君药，滋阴清热，养阴生水，祛脏腑浮游之火；当归是臣药，活血养血，生血，实为血药之首；佐以大量的金银花，清热解毒，既不伤正气，又不伤血；甘草调和诸药，而解百毒，缓解中和，为使药；板蓝根助玄参养阴清热。

适应证：老年性动脉硬化坏疽。

3. 生肌散（经验方）

组成：制炉甘石 15g，滴乳石（钟乳石）9g，滑石 30g，琥珀 9g，朱砂 3g，冰片 0.3g。

上药研极细末，贮瓶中备用。

功能：生肌收口，化瘀止痛。

4. 月白珍珠散（经验方）

组成：煅石膏 30g，寒水石 45g，煅珍珠 1.5g，轻粉 3g，月石（硼砂）1.8g，冰片 3g。

上药共研细末，贮瓶中备用。

功能：清热解毒，敛疮止痛。

5. 白灵药（经验方）

组成：煅石膏 60g，白芷 9g，浙贝母 9g，制乳香 4.5g，没药 3g，轻粉 9g，冰片 3g，薄荷霜 0.15g。

上药共为细末，贮瓶中备用。

功能：清热解毒，提脓化腐，止痛生肌。

6. 止痛药酒（经验方）

组成：罂粟壳 60g，草乌 9g，水蛭（焙黄）9g，炒地龙 9g，红花 15g，黄酒 1250g。

将诸药放入黄酒内，浸泡 7～10 天后过滤去渣，取浸出液，疼痛时服用，每次 5～10mL。

功效：温通经络，活血止痛。

适应证：血栓闭塞性脉管炎疼痛较重者。

八、典型病案

【病案 1】

安某，男，31 岁，医生。

主诉：右脚发凉 5 年，右踇趾溃破半月。

现病史：患者平素吸烟较多，于 5 年前右脚肿胀疼痛，活动后加重，伴有间歇性跛行，经县医院诊断为血栓闭塞性脉管炎，通过治疗后肿痛消失。近 1 个月来右脚凉甚，疼痛剧烈，常抱膝而坐，彻夜不眠。右脚姆趾出现溃面半月，因痛苦难以忍受，曾寻机自杀，幸被人救下。于 1974 年 5 月 31 日入院治疗。

检查：体质瘦弱，慢性面容，表情痛苦，心肺听诊（－），腹部触诊无阳性发现。胸透（－），局部拍片，右姆趾远端有骨质破坏，骨边缘模糊。

检验：血象正常，血沉 12mm/h；二便无异常；肝功能正常；尿糖（－）；总胆固醇 12mg。

局部检查：两下肢肌肉萎缩，右姆趾红肿，内侧可见 0.5cm×0.5cm 溃面，有脓性分泌物，甲下积脓。脉搏：两侧胫前、后动脉均触不到，两腘动脉减弱。脉象弦数，舌质红，苔黄。

诊断：血栓闭塞性脉管炎，三期一级（热毒型）。

治法：清热解毒，活血通脉。

方药：四妙勇安汤合四红汤加减。

处方：金银花 60g，玄参 60g，当归 45g，紫草 9g，丹参 24g，紫参 15g，茜草 12g，没药 9g，板蓝根 24g，牛膝 12g，甘草 15g，每日 1 剂。

治疗过程：上方每日 1 剂，因趾甲浮动，于 6 月 13 日拔除趾甲，于 8 月 12 日自溃口取出死骨约 0.5cm×0.6cm 大小，之后肿痛减轻，分泌物减少。

于 8 月 15 日改顾步汤加减施治：高丽参 6g，生黄芪 15g，当归 15g，金银花 45g，甘草 3g，牛膝 9g，玉竹 9g，生薏苡仁 30g，赤小豆 45g，每日 1 剂。

至 9 月 19 日溃面缩小无脓，疼痛消失，至 11 月下旬溃面愈合，行动自如，于 12 月 3 日临床治愈出院。共住院 186 天，服药 160 剂。

【点评】

李氏认为，血栓闭塞性脉管炎是由于寒气凝滞，经络阻塞，气血运行受阻而致"瘀血"，其本质是正气虚弱，即"邪之所凑，其气必虚"。在临床治疗上，一般采用扶正祛邪，益气养血为主，并始终贯穿活血化瘀、通脉开塞法。但对患者伴有严重的全身热毒症状时，应以滋阴清热或凉血解毒为主。因为此时"热毒"是主要矛盾，但也要贯穿"通"法。治疗热毒型血栓闭塞性脉管炎，首选方为四妙勇安汤，其有量大力专的特点，适当佐以清热解毒、苦寒清热、活血行瘀之品如紫参、板蓝根、紫草、丹参、茜草等，可提高疗效。另外，清热解毒药用量宜大，无副作用，对控制感染，功效显著；苦寒清热药用量要适当，过则苦寒伤胃；滋阴药——如玄参，量大则滑肠，影响脾胃健运，用量应根据临床制定，不要为原方剂量所限。患者经治疗好转，表现为气血瘀滞型，选用顾步汤加味最为恰当，本方既能益气血，又可通血脉，为扶正祛邪兼施之法。黄芪、高丽参、当归、玉竹以补虚为主，可收到"阳生阴长之效"；金银花甘寒，清热解毒而不伤胃；生薏苡仁、赤小豆利水消肿；牛膝补肝肾，逐瘀血，并引诸药下行。诸药合用，扶正祛邪。

【病案2】

郑某，男，43岁，社员。

主诉：左小腿酸胀、胀痛2年多，左踇趾溃破半月。

现病史：近半月来左脚发凉，疼痛，踇趾肿胀，呈紫色，甲旁已出现溃面10余天，疼痛剧增，入夜尤甚，常抱膝待旦。食欲不振，便秘，溲赤。于1973年12月15日入院。

检查：查体无异常发现。检验：尿糖（－）；胆固醇120mg，康华氏反应（－）。

局部检查：两下肢对称，小腿未见明显肌肉萎缩，左脚浮肿，色略深，皮温低，踇趾肿胀，甲内侧有溃面约1.0cm×1.0cm，上有坏死黑痂，分泌物不多。脉搏：脚背动脉两侧均消失，胫后动脉左侧消失，右侧似有似无，两腘动脉减弱。脉象沉弦，舌苔白厚腻。

诊断：血栓闭塞性脉管炎，三期一级（湿热型）。

治法：以清热利湿为主，佐以活血消肿。

方药：茵陈赤小豆汤加减。

处方：茵陈24g，防己9g，金银花24g，生薏苡仁30g，苍术9g，苦参 15g，蒲公英 24g，赤小豆 15g，黄柏 9g，牛膝 12g，赤芍 9g，忍冬藤 24g，白豆蔻 9g，佩兰 9g，每日 1 剂。

治疗过程：上方服至 1974 年 1 月 2 日，局部肿胀已减轻，食欲好转，但疼痛尚重，剪去黑痂，取出死骨约 0.5cm×0.3cm 大小，有鲜血渗出。改五神汤加减：金银花 30g，茯苓 12g，通草 6g，车前子 9g，紫花地丁 18g，泽泻 9g，蒲公英 30g，牛膝 9g，赤芍 9g，甘草 3g，每日 1 剂。

至 3 月 1 日患者饮食、睡眠转佳，局部疼痛缓解，溃面已结痂，能行 500m，但小腿仍感酸胀，左脚微见浮肿，脚不凉反觉热，又改服茵陈赤小豆汤，后患者饮食、睡眠正常，二便调，溃面愈合，肿痛消失，可行走 1500m，于 1974 年 3 月 20 日临床痊愈出院。共住院 86 天，服药 74 剂。

【点评】

李氏认为，本案系寒湿瘀久化热所致的湿热型脉管炎，治以清热利湿为主，佐以活血消肿，方选茵陈赤小豆汤加清热解毒药（金银花、蒲公英、忍冬藤）、活血化瘀药（牛膝、赤芍）。茵陈赤小豆汤系李氏治疗湿热证的经验方，由利水渗湿、清热燥湿、祛风湿、芳香化湿等多种祛湿药物组成，达到"去宛陈莝"之效。患者"肿胀已减轻，食欲好转，但疼痛尚重"提示"湿热"之邪减轻，脾胃功能恢复，但"血瘀"仍重，李氏谨守病机，审因论治，去掉上方的清热利湿药、祛风湿药、芳香化湿药，保留利水渗湿药、清热解毒药、活血化瘀药，方选五神汤加减。患者"疼痛缓解，溃面已结痂，但小腿仍感酸胀，左脚微见浮肿，脚不凉反觉热"说明脉络通畅，"湿热余邪"未清，故上方去掉清热解毒药、活血化瘀药，改用清热利湿之"茵陈赤小豆汤"。湿邪为患，缠绵难愈，此病案体现了李氏辨证准确，用药灵活，方合经权的思想。

【病案 3】

陈某，男，41 岁，工人。

主诉：右脚小趾溃破疼痛加重 4 个月。

现病史：患者平素吸烟较多，并有下肢冷冻史，在某总医院诊断为脉管炎已 8 年。开始右脚次趾麻木、发凉、疼痛，经治疗后渐渐缓解。次年左脚又出现发凉、疼痛，并伴有间歇性跛行，经北京某医院治疗后好转。之后症状时轻时重，呈周期性发作，多在冬季加重。近 4 个月来右脚小趾溃破疼痛加重，入夜尤甚，先后在北京、天津治疗，后在本县住院 3 个月。迄今疼痛剧烈不能平卧，溃面亦有进展。昼夜均需用止痛剂，余趾及脚背色泽暗红。因长期不得休息故精神委顿，食欲减退。于 1971 年 2 月 18 日入院治疗。

检查：精神疲惫，慢性面容，抱膝呻吟面黄肌瘦。查体未见明显异常。

局部检查：右脚温度尚好，皮色可，趾甲变厚失去光泽，趺阳脉（ － ）、太蹊脉（ ＋ ），小腿膝下 10cm 处周径 35.5cm，汗毛脱落，趾甲变厚变色。脚前 1/2 呈慢性充血，2 ～ 4 趾红肿触痛，第 5 趾端坏死屈侧有溃面，有分泌物渗出。脉搏：自股动脉以下均触不到（自述胫前、后动脉消失已 4 年，股动脉触不到已 2 年）。脉象沉细而数，舌苔薄白。

诊断：血栓闭塞性脉管炎，三期一级（热毒型合并气血瘀滞型）。

治法：清热解毒。

方药：四妙勇安汤加味。

治疗过程：上方服月余后出现大便溏稀，遂减少玄参，并佐以实脾药，至 3 月下旬，左小趾坏死与健康组织分界清楚，将坏趾切除。之后溃面渐向外扩展，脚背红肿，外缘近小趾处可见皮肤干性坏死，继用上方，重用解毒行瘀之品。

至 5 月上旬，脚背肿痛减轻，方能平卧，精神食欲随之好转。又经月余溃面不见改善，至 6 月上旬改顾步汤合四妙勇安汤加减。至 7 月下旬疮面见敛，并有新肉护骨。至 9 月下旬疮面干结愈合，外缘坏死皮肤脱落，但脚仍发凉，脚背及 2 ～ 4 趾暗红，次趾有时作痛，活动时有跛行，体力尚差，自此用顾步汤加味。直至 1972 年 4 月下旬，左脚温度恢复正常，饮食、睡眠均好，肌肉丰满，体重由入院 125 斤增至 176 斤，可行走 5km 以上。于 1972 年 5 月 8 日临床治愈出院。

【点评】

李氏治疗热毒型脉管炎，首选方为量大力专的四妙勇安汤，适当佐以清热解毒、苦寒清热、活血行瘀之品，以增强疗效。清热解毒药用量宜大，对控制感染，功效显著；苦寒清热药用量宜适当，过则苦寒伤胃；滋阴药用量灵活，依据临床制定，如玄参，量大则滑肠，影响脾胃健运，不受限于原方剂量。"脚背肿痛减轻，方能平卧，精神食欲随之好转。又经月余溃面不见改善"提示系"热、瘀"之毒邪减轻，正气不足之征，证属热毒型合并气血瘀滞型，故治以扶正祛邪，方选顾步汤合四妙勇安汤加减。"疮面干结愈合""但脚仍发凉""暗红""作痛""体力尚差"均为气血瘀滞症状，选用顾步汤加味最为恰当，此方既能益气血，又可通血脉，为扶正祛邪兼施之法。此方活血逐瘀药只有牛膝，功力单薄，李氏常用桃仁、红花、地龙、鸡血藤以增强活血通脉的作用。此病案充分体现了李氏深谙中医辨证论治的精髓，临证时因症分型，因证选方，用药灵活准确，并注重顾护脾胃。

第三节　相关论著

治疗三期Ⅱ级血栓闭塞性脉管炎 33 例报告

李廷来

（《中医杂志》1980 年第 1 期）

三期Ⅱ级血栓闭塞性脉管炎除有严重的血液循环障碍外，多伴有肢体肌肉明显萎缩，一般营养情况较差，溃疡坏死部位向跖上蔓延。此时治疗的成败对预后（能否保留肢体）意义重大，因此引起人们更多的注意和研究。通过济南市中医院外科自 1963 年以来以中医药为主治疗的 33 例作一小结，期与同道交流。

一、一般分析

男性 32 例，女性 1 例。年龄在 40 岁以下者 11 例，40～49 岁者 17 例，50 岁以上者 5 例。职业以工人为多，共 16 例，农民次之，共 10 例。病程在 6 个月以内者 1 例，6 个月至 1 年者 8 例，3～5 年者 10 例，6～10 年者 12 例，11～13 年者 2 例。发病部位在右足者 19 例，左足者 12 例，双足者 2 例。发病诱因为寒冷潮湿刺激者 30 例，吸烟者 22 例，嗜酒者 2 例。本组病例均以 3 个月为 1 个疗程，最长 15 个疗程，最短 1 个疗程，平均为 1.5 个疗程。住院天数最短 53 天，最长 3 年 10 个月，平均为 134.2 天。33 例中有 5 例住院 2 次，3 例住院 3 次。

二、辨证分型

热毒型：患肢疼痛异常剧烈，昼夜抱膝呻吟，可伴有发烧。患足肌肉明显萎缩，创面颜色不鲜，或间有坏死斑，或有坏疽，分泌物多且臭秽，血白细胞增高。此型发展迅速，若控制不力，则容易发展成三期Ⅲ级。

湿热型：患足（肢）肿胀较重，按之有凹陷，小腿或足背有浅静脉炎，创面灰暗，肉芽水肿，分泌物多，湿痒，糜烂。疼痛较热毒型稍轻，口渴不欲饮，纳呆，小便短赤。舌苔白腻，舌质红或淡红。

以上两型往往兼具，但有所偏重。病至恢复期阶段则表现为气血两虚证。创面肉芽色淡，分泌物少，生长缓慢。面色少华，纳呆食少，形体瘦弱。舌苔薄白，舌质淡，脉沉细。

三、治疗方法

1. 辨证论治

（1）热毒型

宜清热解毒，佐以活血消肿，用四妙勇安汤加味或用四红汤加减。

四妙勇安汤加味：玄参 60g，金银花 45g，当归 30g，板蓝根 24g，生甘草 18g，川牛膝 15g，黄芩 9g。

四红汤加减：金银花、茜草、蒲公英各 30g，紫参、丹参、玄参各 24g，板蓝根 18g，牡丹皮、紫草各 9g，甘草 3g。

（2）湿热型

宜清热利湿，芳香化浊，通络消肿，选用茵陈赤小豆汤加减或五神汤加味。

茵陈赤小豆汤加减：茵陈、忍冬藤各 30g，生薏苡仁 24g，赤小豆 18g，苦参、防己、泽泻、炒苍术、黄柏、佩兰、白豆蔻、木通、赤芍、泽兰各 9g，生甘草 3g。

五神汤加味：金银花、紫花地丁各 30g，茯苓、滑石各 12g，赤芍 15g，车前子、牛膝、泽泻各 9g，生甘草 3g。

（3）恢复期

宜补气养血兼解毒，用顾步汤加味。

顾步汤加味：生黄芪、金银花各 30g，党参、当归、石斛、玉竹各 12g，鸡血藤、炒麦芽各 15g，白术、茯苓、炒神曲、砂仁各 9g，甘草 3g。

2. 控制感染

有严重的继发感染者，根据脓液的细菌培养结果，同时选用适当抗生素。

3. 止痛

对患肢剧烈疼痛者可用中药麻醉剂。我们应用中麻Ⅱ号注射液（上海市中药厂出品）2mL，冬眠灵 25mg，生理盐水 10mL，混合后缓慢静注，于 6 分钟内注完，间日或三日注射一次。对有严重心、肾病者慎用。注射前心率在 90 次 / 分以上者应先服心得宁 15～30mg。在中药麻醉过程中应加强护理，或按麻醉后常规处理，严防呼吸肌麻痹。

4. 溃疡面处理

创面感染较重者，多采用抗生素（依据细菌培养结果选择抗生素）纱布湿敷。需手术清除残端者，需待好坏组织分界明显、炎症水肿消退后进行，清理时将残骨咬至肌肉内 0.5cm 以便于包埋。

5. 辅助治疗

维生素 B_1（100mg）、维生素 B_{12}（100μg），足三里穴封闭，每日一次或间日一次；或以维生素 B_1（20mg）、维生素 C（200mg）口服，每日 3 次。部分病例采用音频电疗，对脉搏的恢复和止痛有一定的效果。

四、治疗效果

1. 疗效标准

（1）临床治愈

临床症状、体征基本消失；局部创面愈合；皮肤颜色、肢体温度基本正常；每小时可行 3～4 华里；能参加一般日常工作。

（2）好转

临床症状、体征部分消失或减轻；创口接近愈合或创面感染控制；皮肤颜色、温度接近正常或有所好转；仍需继续治疗者。

（3）无效

经 1～2 个疗程治疗后，症状、体征无改善，局部创面没有好转；或坏疽继续蔓延，病情恶化者。

2.治疗结果

临床治愈 16 例，占 48.5%，好转 11 例，占 33.3%；无效 6 例（转院 4 例，自动出院 2 例），占 18.2%。有效病例控制急性炎性变所需时间：6 例为 3～4 周，11 例为 5～6 周，10 例在 8 周以上。

五、典型病例

例一：李××，男，52 岁，已婚，工人。

1975 年 7 月 30 日以右下肢酸麻凉痛 5 个多月，踇趾破溃 3 个多月再次入院。患血栓闭塞性脉管炎已 9 年，1971 年因本病曾住本院治疗 10 个月，以临床治愈出院。此次发病后曾在当地服用中药，予青霉素、链霉素注射治疗，未能控制病情发展，3 个月前右踇趾破溃，趾甲脱落，右下肢肿胀，行动困难，疼痛难忍，夜间尤甚，终日抱膝呻吟。诊见右足色紫红、发凉、皮肤干燥、趾甲增厚，右小腿以下与左足均肿，右足踇趾有 2cm×2cm 之创面，分泌物少许。双足背动脉、胫后动脉、腘动脉、股动脉均未触及搏动。测踝上 20cm 处周径，左 34cm，右 42cm。

诊断：血栓闭塞性脉管炎（湿热型）。

治疗过程：初拟清热利湿，活血解毒，予茵陈赤小豆汤、五神汤加减交替服用。经 3 个月的治疗，患肢肿胀更甚，右踝上周径 51cm，右踇趾肿胀，皮色紫暗坚硬，创面波及趾跖关节以上，右第二趾内侧亦发生 2cm×0.5cm 之溃疡，腐肉未脱，脓性分泌物多且臭秽，右足终日垂于床下，不敢抬举或平放。由于痛苦难忍，患者多次要求截肢。经研究，除坚持中药治疗外，于 10 月 24 日配合中麻 II 号静脉注射，间日重复一次。经两次注射，下肢可以平放，肿消痛止，睡眠较好。除有短暂的视物不清及食欲减退外，无其他不良反应。复经 3 个月的治疗

（以四妙勇安汤加味为主）与创面处理，分泌物减少，腐肉脱落，肉芽渐生，上皮开始生长，溃疡面逐渐结痂愈合，饮食佳，二便调，体重增加，行动自如，临床治愈出院。

例二：茶××，男，38岁，农民。

1975年11月7日以左足小趾趾端部溃破，小腿肌肉萎缩入院。入院时左足小趾趾跖部有一2cm×4cm大小溃疡，分泌物多，臭味大，疼痛剧烈，左小腿肌肉萎缩，左足胫后动脉、足背动脉、腘动脉均未触及搏动。

诊断：血栓闭塞性脉管炎（热毒型）。

治疗过程：初拟清热凉血解毒，予四红汤加减。但病情未能控制，月余后足背2/3已呈干性坏死，五趾全部枯黑，坏死边缘有少量分泌物，足痛甚剧，昼夜啼泣，食欲减退，形体消瘦，口干欲饮，大便秘结，小便黄，脉象洪数，舌红，苔黄。于12月25日起治以滋阴清热，活血解毒，辅以健脾利湿。方用：①四妙勇安汤加味；②太子参15g，当归、生黄芪、茯苓、白术、泽泻、大腹皮、陈皮、半夏曲、莲子各9g，金银花、冬瓜皮各30g，生薏苡仁、山药、扁豆皮各12g，大枣4枚。以上两方交替轮服。局部创面用抗生素纱布湿敷。经过一段时间的治疗，患肢的坏死组织被控制，全身情况逐渐好转。于1976年3月20日行患足清创术，术后情况良好，遂又改服顾步汤加味，随症加减，每日1剂。创面逐渐缩小、愈合，症状消失。患者于1976年9月25日临床治愈出院。

六、小结

三期Ⅱ级血栓闭塞性脉管炎的治疗对预后的意义至关重要。本院33例的治疗结果表明，运用中医的辨证施治，可使半数病员获愈，大多数得到好转。但疗程仍较长，尚须改进治疗措施，提高疗效。对某些病例辅用中药麻醉剂确有益处。由于本组病例较少，专项观察不细，或难说明问题，望同道指正。

中医治疗 25 例脱疽
（血栓闭塞性脉管炎）之报告

李廷来，孙敏

（《山东医药》1959 年第 10 期）

以血管内膜之增生及管腔内之血栓形成，进而引起血管腔之狭窄，致使循环发生障碍之疾病——血栓闭塞性脉管炎，中医学所称之为脱疽，在临床上并非少见，虽然是比其他病少得多。

温习一般文献，于 1879 年，本病首先由 Winiwarter 发现而加以报告，因此被称为 Winiwarter 氏病。其后又由 Buerger 于 1908 年做了详细的病情及病理描述，以致以后又被称为 Buerger 病，直至今天，本病名仍为一部分医院所采用。由于前苏联学者的研究，认为本病应称为"闭塞性血栓性脉管病"后，本名称为一般人所接受而采用。这是对本病自发现至认识的简单过程。

可是在我们中医学，远在公元前 3～5 世纪，我国第一部医学经典著作《黄帝内经》里，即有类似本病之记载，当时谓之脱痈，曰："发于足指（趾），名曰脱痈，其状赤黑，死不治；不赤黑，不死。不衰，急斩之，不则死矣。"至公元 499 年，刘涓子所著之《刘涓子鬼遗方》出现了脱疽之名称。明代王肯堂曰："足指生疗，重者溃而自脱，故曰脱疽，或曰惟足大指患之为脱疽，其余之指患之曰敦疽易治。"其后有关外科书籍均有有关脱疽之记载，《伤科心得集》记载："患于足趾者曰脱疽。"《外科证治全生集》叙述更详，更为符合本病，曰："脱骨疽发于足趾，渐上至膝，色黑，痛不可忍，逐节脱落而死。"明代陈实功所著之《外科正宗》曰："夫脱疽者，外腐而内坏也。"其他如

《医宗金鉴》等，亦皆有所记载。

据上述医书记载，看来虽然所谓脱疽，可能亦包括一些因其他原因而造成的足趾坏疽，但其中主要是叙述本病。

本病之临床症状，是以患肤温度降低，麻木，肌肉萎缩，间歇性跛行，疼痛，足趾的坏疽或脱落为其特征。其疼痛在晚间尤甚，患者常抱住两腿而不能安眠，时间长了，常致患者精神失常。

本病之发病原因不明，有人认为与气候寒冷有关，亦有人认为与梅毒、维生素 B 缺乏有关，或与链球菌和滤过性病毒之传染有关。现在大多数学者倾向于认为与吸烟而引起烟碱中毒有关。因为大多数患者有较严重的吸烟史，而烟碱能使血管收缩。不过此学说尚不能解释全部事实，即在血栓闭塞性脉管炎患者中亦有不吸烟者，或吸烟程度很轻者，另一个重要事实是有较严重吸烟史的人群中患本病的人是很少的。因此单纯以吸烟而致烟碱中毒是引起本病唯一病因之说，显然其理由是不够充分的。现在亦有人认为与肾上腺的功能亢进有关。中医学认为本病除由于产生痈疽之共同病因外，即由于七情（喜、怒、忧、思、悲、恐、惊）和外因（主要是六淫——风、寒、暑、湿、燥、火）等所致之营卫不足，气血凝结，阻隔经络而产生本病外，更直接的原因是："由膏粱药酒，及房术丹石热药，以致阳精煽惑，淫火猖狂，蕴蓄于藏府，消烁阴液而成。"（《医宗金鉴》）

对本病之治疗，在西医方面，主要是禁烟、硫酸镁或伤寒菌苗之注射、封闭疗法、组织疗法、腰交感神经节切除、坏死部分之切除及截肢等方法。这不是我们所要讨论的，我们所要讨论的是本病之中医治疗。我院自 1956 年 5 月至 1959 年 5 月共治疗本病 25 例，特将其治疗之情况加以介绍，借以抛砖引玉，并供同道参考。尚有不妥之处，亦望多加指教。

一、年龄、性别与发病情况

在这 25 例中，共中 20～30 岁者 3 例，31～40 岁者 10 例，41～50 岁者 9 例，51 岁以上者 3 例。由此可见，本病大多数发于 30～50

岁之间，其中男性 24 人，女性仅 1 人。

二、发病之部位

发病于右下肢者 5 例，发病于左下肢者 7 例，两侧下肢皆发病者 10 例，单发于左上肢者 1 例，发于上下肢者 2 例。

三、来本院前之治疗情况

来本院之全部病历中，皆经西医医院检查确诊并治疗过（亦有经过中医治疗者）。西医的治疗包括硫酸镁注射，封闭疗法，或进行腰交感神经节切除术等。因效果不佳或术后本病复发而来本院。

四、本院之处理及典型病例介绍

（一）本院一般是按下述方法处理

1. 一般保持患肢清洁，使患肢略抬高，以便促进气血流通。

2. 假若患者腿冷麻木时，初服阳和汤加红花、附子、牛膝。下肢者加桂枝，以和血散寒回其阳。如腿冷消失，麻木减轻，但仍大痛不止，烦躁不安者，改服顾步汤，大补气血，以解其毒，用人参、黄芪大补其气，用当归活血，用金银花大清其热而解其毒，用石斛以养阴，用牛膝引血下行。

3. 服法：水数碗，煎两大碗，日服 3 次。

4. 方药

（1）顾步汤

疼痛难忍，日夜不得眠者，服此方。

大力参三钱　　生黄芪一两　　当归一两　　牛膝一两　　石斛一两　　金银花三两

水煎服。

（2）阳和汤

腿冷麻木，不能行走者，服此方。

熟地黄一两 白芥子二钱 鹿角胶三钱 麻黄五分 炮姜炭五分 桂心一钱 生甘草一钱

水煎服。

（3）活血逐瘀汤

当归五钱 川芎三钱 红花三钱 赤芍、白芍各三钱 伸筋草六钱 千年健四钱 甘草一钱 炒桃仁三钱

水煎服。

（4）大补阴丸

症状消失，足背动脉尚未恢复时服此方。

炭龟板三钱 熟地黄一两 炒黄柏二钱 炒知母三钱 山药八钱 山茱萸四钱 当归四钱 枸杞子四钱 附子二钱 寸冬（麦冬）三钱 五味子一钱 甘草一钱

水煎服。

5. 外用药物及处理 局部溃疡，一般须保持清洁，用白灵药或黄连膏撒布于溃疡面，再用朱砂膏或如红膏敷于创面上。

（二）典型病例介绍

【病例1】

陆某，男性，65岁，西医大夫。于1957年5月2日来院就诊，病历号16936号。

主诉及现症：自1956年12月份发现左腿凉而有麻木感，月余后，左腿三、四小趾肌肉消瘦变细，左脚小趾及踝骨外侧下形成溃疡，皮肤变暗褐色，在外院诊断为血栓闭塞性脉管炎，曾经手术一次后（交感神经节切除）并注射硫酸镁等治疗，但小趾右侧之疮面尚未愈合，仍流脓水，不能行动已数月之久。后又经复查，欲令截肢，患者未同意，而来本院。

来诊时，左下肢仍发凉麻木，足趾呈紫色，甚痛不止，日夜不能眠，坐卧不宁，心烦意乱，不能行动，饮食尚可，二便如常。

检查：脉滑数，舌苔白，脚背动脉已消失，足小趾及足跟外侧踝骨下已溃烂，皮肤紫褐色，其余三个小趾均呈萎缩状，面色瘦弱，呈

慢性病容，发育正常，营养一般，并有烟酒嗜好，经化验检查，无糖尿病及梅毒。

印象：脱疽。

处方：生黄芪一两，当归六钱，石斛四钱，大力参三钱，金银花五钱，川牛膝五钱，忍冬藤八钱，玄参八钱，甘草一钱。

服法：用水数碗，煎成 600mL，每次 200mL，6 小时服 1 次。连服3 次，疼痛减轻，精神稍好，按上方又继服6 剂。外用紫草膏、白灵药、珠黄散。

复诊：疼痛已大减轻，睡眠稍好，饮食略增，二便正常，但下午疼痛较甚，患肢温度仍低，脚背动脉扪不到，肢动脉较右侧差，其他无变化。

处方：

①顾步汤：金银花三两，当归一两，石斛一钱，大力参三钱，牛膝一两，黄芪一两。服法同前。

②阳和汤：熟地黄一两，白芥子一钱，鹿角胶三钱，桂心五分，炒姜炭五分，麻黄五分，生甘草一钱，红花二钱，桃仁（炒）二钱，淡附子八分。水煎服。

以上两方交替使用，服四剂顾步汤，再服两剂阳和汤。于 1957 年5 月 21 日来本院诊查，脉沉数，舌苔白，体温正常，疼痛大减，睡眠增加，腿凉差，饮食正常，又按前方继服。

6 月 18 日复诊：主诉腿痛腿凉已减轻，足背动脉仍摸不到，足跟外侧黑色，有部分变成正常，黑腐脱落，其他如前，前方加减内服。外用药如前。

6 月 25 日复诊：脚痛症状基本消失，腿较前好转，其他正常。

处方：

①仍按顾步汤原方内服，无间服。

②熟地黄一两，龟板三钱，盐知母三钱，黄柏一钱，归身五钱，牛膝三钱，玉竹四钱，生黄芪八钱，大力参一钱五，红花一钱，甘草一钱。

以上两方每日轮流服。

1月16日复诊：主诉睡眠可达八九个小时，腿痛腿凉已除，足跟外侧溃疡面已愈合，小趾端仍未完全愈合，脚已大部退色，足背动脉能扪到。

以上数方，调理三月余，于8月份恢复正常工作。

【病例2】

刘某，男性，42岁。于1957年12月9日来我院门诊就诊，病历号3780号。

主诉及现症：自今年2月份开始脚部发冷，发现腿痛已四月余，曾住市立医院，检查为血栓闭塞性脉管炎，欲令截肢，患者未同意，而由该院介绍来本院治疗。

两腿疼痛难忍，昼夜不止，行走困难，心慌烦躁，不能安眠，右脚凉，足大趾已呈黑色（如煮枣状），食欲减少，二便正常。

检查：脉搏沉弦细，舌苔色白，脚背动脉扪不到。

病史：嗜烟酒。

印象：脱疽。

处方：

①顾步汤原方加忍冬藤六钱、玄参八钱。

②熟地黄八钱（砂仁五分拌），杭白芍三钱，石斛六钱，寸冬三钱，五味子一钱，西红花二钱，丹参五钱，生甘草一钱。水煎服。

③生黄芪五钱，台参（党参）三钱，鸡血藤三钱，赤芍、白芍各三钱，伸筋草三钱，千年健三钱，当归五钱，牛膝五钱，生甘草。水煎服。

以上数方加减调理五月余，症状完全消失，腿脚恢复正常，足背动脉亦恢复正常，于1958年4月恢复正常工作。

五、治疗结果

在这25例病例中，其中痊愈者14例，进步者7例，不明者4例，治愈率达 56%，其有效率达 84%。所谓痊愈之标准，是本病之有关症状全部消失而恢复工作者；所谓进步者，经过治疗后其症状逐渐好转，症状逐渐减轻，但尚在门诊继续治疗者；不明者即经过几次治疗后，患者未再来，其结果不明。

六、讨论

中医学对本病之治疗历史是悠久的，内容是丰富的，根据国内一般文献之报告，治疗本病所使用的最多之方剂中，为顾步汤、解毒济生汤及四妙勇安汤等方剂，其原则是解毒散瘀，行气活血为主。所获之效果，亦有所不一。而本院主要是以顾步汤、阳和汤等方剂加减为主，经治疗中的观察，上述方剂确实能促进血液循环，而使本来循环不好的肢体慢慢恢复其血液循环。至于其作用机制，即服药后机体经过什么样的改变而促使其循环的恢复，是一个尚待研究的问题，由于治疗时间长短不一，很难肯定。由于观察到上述之治疗效果，我们认为如果普遍的用中药治疗本病，不仅对本病之治疗又开辟了一个新的途径，而且也能获得更为良好的结果。

三期一级血栓闭塞性脉管炎
（173 例临床分析）

李廷来，乔鸿儒，迟景勋，郑彬彬，杨玉夫

（《山东医药》1984 年第 5 期）

我科自 1963—1982 年共收治三期一级血栓闭塞性脉管炎 173 例，治疗情况分析如下：

一、临床资料

本组男性 172 例，女性 1 例。年龄最高者 64 岁，最小者 22 岁，以青壮年为多，占 70.6%（见表 4-1）。工人 57 例（33.0%），农民 62 例（35.8%），职员 30 例（17.3%），教员 10 例（5.8%），干部 14 例（8.1%）。以下肢发病者为多，单纯上肢发病者很罕见（见表 4-2）。有足趾溃烂 203 处，多发生在蹈趾和小趾（见表 4-3）。

表 4-1　发病年龄

年龄	～ 24 岁	25 ～ 35 岁	38 ～ 45 岁	46 ～ 55 岁	56 岁 +	总计
例数	8	51	71	35	8	173
%	4.6	29.5	41.1	20.2	4.6	100

表 4-2　发病部位

部位	左下肢	右下肢	双下肢	上下肢	双上肢	右上肢	总计
例数	54	80	27	10	1	1	173
%	31.2	46.2	15.6	5.8	0.6	0.6	100

表4-3　趾（指）溃烂部位

	足 趾						手 指					
溃烂趾数	1	2	3	4	5	合计	溃烂指数	1	2	3	4	5	合计
右侧	57	13	10	9	23	112	右侧		1	1	3		5
左侧	43	15	10	8	15	91	左侧	1					1
总计	100	28	20	17	38	203							6

二、治疗方法和效果

（一）辨证论治

1.瘀滞型

宜益气活血，通络化瘀。

内服顾步汤加味：生黄芪 15 ～ 30g，党参 9 ～ 15g，当归 12g，金银花、鸡血藤各 30g，石斛 12g，生甘草 3g，桃仁、红花、地龙各 9g。

2.热毒型

宜滋阴解毒，活血消肿。

内服四妙勇安汤：金银花、玄参各 60g，当归 30g，生甘草 18g。

3.湿热型

宜清热利湿，芳香化浊，通络消肿。

内服茵陈赤小豆汤：茵陈、生薏苡仁各 30g，赤小豆 18g，苦参 12g，苍术、黄柏、防己、泽泻、佩兰、白豆蔻各 9g，木通 6g，生甘草 3g。

根据证候变化，还可内服五神汤（金银花、紫花地丁、牛膝、茯苓、车前子），四红汤（紫草、紫参、茜草、丹参），柴胡紫参汤（柴胡、紫参、金银花、蒲公英、板蓝根、当归）等。

（二）辅助治疗

内服四虫丸、大黄䗪虫丸，丹参注射液静脉滴注，维生素 B_1 穴位注射，严重感染时酌情用抗生素等。

（三）局部处理

趾（指）轻度感染或有干性坏疽，用白芷粉或甘草粉外敷包扎，以促进炎症消退。肢体有浅静脉炎时，外敷金黄软膏或消炎软膏。

创面如有坏死组织，脓多者，宜用白灵药或月白珍珠散、化腐散，并外敷黄连膏或全蝎膏、紫草膏，或用抗生素溶液湿敷换药。当创面干净时，改用玉红膏纱布换药。

趾（指）溃烂局限，出现明显的分界线时，可施行坏死组织切除术。

（四）治疗结果

按1971年全国血栓闭塞性脉管炎会议疗效标准，临床治愈101例（58.4%），明显好转55例（31.8%），进步8例（4.6%），无效9例（5.2%），其中有6例截肢，总有效率为94.8%。

三、讨论

（一）中医辨证论治

本组173例三期一级血栓闭塞性脉管炎均为坏死期，病情比较严重。中医辨证分为瘀滞型、湿热型和热毒型三型。寒凝血瘀，郁久化热的初期阶段，一般属于瘀滞型和湿热型，当病情发展，瘀久化热的炽盛阶段则属于热毒型。瘀滞型用益气活血清热法治疗，以补气消瘀，扶正祛邪；湿热型用清热利湿法为主治疗；热毒型多有热盛伤阴的表现，用滋阴解毒法为主治疗。由于三期一级脉管炎（坏死期）是在瘀阻的基础上发展形成，所以治疗方剂中多重视活血化瘀药的应用，以祛除瘀血，流通血脉，促进肢体侧支血管的建立，从而改善患肢血液循环。中医辨证论治强调整体观念，重视临床证候的变化，因此辨证分型不是固定不变的，各型之间可以相互转化，而治疗原则和方药也就不同。

（二）关于局部处理

正确的局部处理与促进创口愈合，缩短疗程，保存肢体有密切关

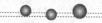

系。局部处理可积极控制坏疽感染扩展，并促进坏死组织早期脱落，使创面顺利愈合。应根据肢体坏死的具体情况，进行辨证换药处理。对于干性坏疽，用白芷粉或甘草粉外敷，可防止转变为湿性坏疽，具有消炎退肿作用。创面脓多，有坏死组织者，可用祛腐生肌药粉。创面较干净，但不易愈合者，则改用生肌收口药粉换药。局部用药只有在改善肢体血液循环的基础上才能发挥作用。当坏疽稳定，停止发展，出现明显分界线时，应及时施行坏死组织切除术，以促进创口顺利愈合。

第五章

房芝萱学术思想与验案

第一节　医家简介

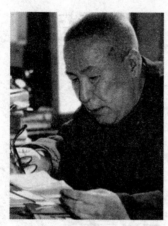

房芝萱

房芝萱（1909—1983），中医外科专家。房氏出身中医世家，其祖父为清朝御医，房氏家族三世业医，房家开山始祖房星桥主治疮疡外科。房芝萱从医五十年，专攻中医外科，一直从事临床工作，在理论和实践上均有较深的造诣，是新中国成立后北京地区的中医外科名家。他一方面继承了较多家传秘方，另一方面在晚年经验日趋丰富，总结提炼了较多有效方。

从 20 世纪 60 年代开始，房芝萱主要从事周围血管疾病的诊治，并积累了丰富的临床经验，如对脉管炎、大动脉炎、静脉炎、雷诺病等疑难疾病进行了大量的、细致的临床观察，根据辨病与辨证相结合、局部与整体相结合的治疗原则，取得非常好的临床疗效，尤其对疑难杂病有着自己的独特经验，别具一格，不但在临床上灵活运用，而且从理论上作了一定的阐述。房芝萱在北京地区开展血管病工作的防治有着开拓性贡献，是北京地区较早的系统地研究周围血管疾病的知名医生。当年他的患者已经遍及全国各地，甚至包括港澳地区及东南亚各地。

房芝萱是北京市卫生系统老中医中第一个劳动模范，是新中国成立后北京市第一个献方的老中医。作为御医之后，他追求进步，不懈努力，70 多岁时仍要求加入中国共产党。为了解决外地患者看病难的问题，他开展通信治疗，每天回答患者来信几十余封，邮资自付，对农村山区穷苦患者，房老亲自为他们购药并寄去。其医德高尚，医疗作风严谨，深受患者爱戴。

第二节 学术思想

一、对于血管疾病病因病理的认识

西医所谓血管病,一般均属于中医说的"病在血脉、经脉"的范围。两者虽无完全对应的病证,但有些记述还是比较相近的,如对于脱疽、无脉症的描述就是如此。房氏认为,这些血管病的病理实质的共性是:经脉阻滞(或不通)。经脉阻滞(或不通)的原因,又分为内因和外因两大类。内因多为脾肾虚,或气血虚,其中又可见脾虚、脾肾两虚、气虚、气血俱虚等不同的情况和不同的程度。外因多为寒湿或湿热,共同的病邪为湿,不同之处在于与寒与热的相互搏结。

内因是发病的根据。脾主运化,主四肢,主肌肉,为气血生化之源;肾为元阴元阳之根,能温脾以助运,主骨生髓以壮阴阳。脾肾虚亏则水湿不化,阳气内闭。气为血帅,血为气母。"气主煦之,血主濡之。"气血充沛则经脉环行流畅,肌肉筋骨得养。气血虚亏则经脉不充,迟缓怠隋,瘀滞阻塞,气血不畅。

外因是发病的条件。湿为阴邪,其性黏腻,缠绵不愈。若与热结,则从阳化热,局部红、肿、热、痛,渗液流津,灼津耗液,以致阴虚而湿热留滞;湿热蕴毒,则毒热炽盛,腐肉蚀筋,甚则骨焦筋枯,肢体零落。若与寒结,则从阴寒化,凝滞经脉,阳气不通,痛不可遏;肌肤失荣则干枯甲错,骨缩肉萎,甚则肢体零落。然而,寒湿与湿热又会互相转化或互相交错,再加上正气虚弱,往往呈现出正虚邪实,寒热兼见等复杂的临床病象。

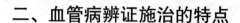

二、血管病辨证施治的特点

（一）临证突出地强调中医辨证施治

血管病的病程长，有些是在急性期过后延续时间较长，有些则病情隐匿。在整个病程中，由于虚实夹杂，寒热交错，以及标本出入等，需要根据中医的基本理论，从整体观念出发，认真地分析辨识。具体地讲，就是要"病证结合""体征结合"。所谓病，是指西医的诊断。房氏所观察的病例，都要求有西医的确定诊断。"证"是指中医的辨证，即根据患者某一阶段的具体情况，按照中医的理论体系加以判断，并以此作为立法用药的根据。房氏最反对照西医病名开方，定型定方，一成不变。因为脉络阻滞（或不通）是其病理实质的共性，所以，如果证情相似，就可以用相近的法则或方药治疗，体现了"异病同治"的特点；反之，在同一种疾病的不同阶段，证型不同，治法也不同，体现了"同病异治"的特点。

（二）症状体征与全身状况互参

房氏对于血管病的辨证分析是体征结合，即将自觉症状或局部体征与全身情况结合起来分析。房芝萱认为有些症是周围血管疾病特有的表现，临床医生应予以重视。在临床辨证时除整体方面与一般规律相同外，对于某些症状的观察比较细致，而且有一定的看法。例如：

（1）麻

患肢发麻是血管病较早出现的症状之一，为风寒过盛所致。治宜祛风散寒。

经验用药：如川续断、首乌藤、络石藤、羌活、独活、肉桂等。

（2）木

麻和木有一定的区别。麻是自觉有针刺感、蚁爬感；木是感觉迟钝，客观检查时也有感觉减退或完全消失的现象。木，多为湿寒过盛所致。治宜温化寒湿。

经验用药：如肉桂、桂枝、猪苓、苍术、木瓜、防己、泽泻、土茯苓等。

（3）凉

由于各种原因造成肢体远端供血不足，故患肢自觉发凉，客观检查皮温降低。此多为气血阻滞，阳气不能达于四末所致。治宜益气通阳，活血散寒。

经验用药：如生黄芪、党参、人参、肉桂、附子、干姜、当归等。

（4）痛

疼痛是血管病患者的最大苦楚。痛，有寒痛、热痛、瘀血痛之分，晚期多呈持续性疼痛，夜间更为剧烈，严重时会使患者屈膝抱足而坐，彻夜难眠。痛的原因为经脉阻隔。治宜通经活络，并针对寒、热、瘀等不同情况，选加温经、清热、活血化瘀之品。

（5）酸

酸为自觉症状，这也是周围血管疾病早期常见症状之一，常与其他痛苦同时发生，如酸胀、酸痛。酸，多因血虚气亏所致。治宜益气养血。

经验用药：如生黄芪、黄精、党参、人参、当归等。

（6）抽

患者静卧或行走时，突然小腿肌肉抽搐而引起剧痛，严重时患者难以行走，即出现所谓的间歇性跛行。这是下肢缺血的表观。抽，多因经络瘀滞，血运受阻，筋脉失养所致。治宜益精养血，通经活络。

经验用药：如鸡血藤、当归、赤芍、枸杞子、菟丝子、女贞子、旱莲草、狗脊、杜仲等。

（7）肿

肿，系指患肢水肿，又有阴阳之分。阳证水肿，局部嫩红灼热，范围局限，多见于静脉炎的急性期或脉管炎的后期感染。阴证水肿，肿势平塌，弥散不聚，多见于脉管炎缺血期或深静脉血栓后期。治疗时应辨别阴阳，阳证水肿治宜清热利湿；阴证水肿治宜温化寒湿。

（8）胀

胀与肿也有区别。胀多指自觉发胀，发胀的原因多为气虚所致，或为脾肾不足所致。治宜健脾补气。

经验用药：如生黄芪、党参、云茯苓、白术、桑寄生、牛膝等。

（9）热

热有两种情况：若患肢由凉慢慢变热，表示病有所好转。若局部出现焮热，为脉管炎急性期热盛之征，或为寒极生热；热盛肉腐为脓，系脉管炎三期肢体发黑坏死之前兆，均表示病情恶化。治宜清热解毒。

经验用药：如金银花、连翘、蒲公英、紫花地丁、黄芩、野菊花，或加用玄参、石斛、麦冬等养阴生津之品。

（10）痒

痒，多由风、湿、热邪客于肌肤所致，也有因血虚所致。风胜作痒，痒无定处，时作时止，多无渗液。湿胜作痒，浸淫四窜。热胜作痒，焮红灼热，糜烂结痂。血虚作痒，皮肤变厚，干燥脱屑。需明辨其病情，随证施治。

归纳起来，房氏治疗血管病多采用温经通络、活血破瘀、清热解毒、益气养阴、补益气血、健脾补肾等七大法则，并根据病情交叉或交互使用。其中益气、活血、养阴、利湿之法，又是每种病、每个阶段必不可少的基本治则。

三、正确处理治疗过程中的几个辨证关系

（一）温通与清热的关系

此指温经通络法与清热解毒法在血管病治疗过程中的应用。温经通络，是针对寒湿凝滞经脉的主要法则。寒湿之邪非温不能化，凝滞之弊非活血不能通，所使用的药物也都是温热药与活血药。但是，由于病情变化，寒极生热，湿热蕴毒，出现毒热炽盛等现象，又必须采用清热解毒的法则，以解除蕴蓄之毒热。例如，对于脉管炎一期治以温通为主，二期化热又必须以清热为要，先温后清，证变法亦变。又

如，静脉炎初期为湿热凝滞经脉，湿毒热盛，治以清热解毒，利湿通络为法；后期湿热之象已解，出现寒湿凝滞经脉之征，局部见有条索坚硬、肢肿、畏寒，又需要佐用温化凝滞的药物，先清而后温。此外，尚有寒热交错，或余热、余毒未尽之际，又需要寒热并用，或于温通之中佐以清热，或于清解之中佐以温化，等等。所有这些，都必须根据具体情况认真地辨证分析，正确地加以处理。

（二）补气与补血的关系

气血虚是血管病的内因之一，故补益气血为治本之法。气属阳，阳生则阴长；气为血之帅，气足则能催血行、促血生，瘀滞可解。血属阴，性怠惰，过用滞腻胶黏之补血剂，则阴血黏稠，更难以流行。房氏认为，若欲通其滞，必先补其气，使之得以帅行，并充分发挥血的功能，以活为补，补中有活。所以他常使用当归尾、赤芍、丹参、桃仁、红花、鸡血藤、苏木、牛膝、伸筋草、丝瓜络、延胡索等活血行血之品，而很少使用熟地黄、阿胶、白芍等滋腻补血之剂。同时，他还随时注意扶脾开胃，以助升阳运湿，并注重温肾回阳，扶持命火，以温煦脾阳，使之后天得济，先天得养，阴阳协调则气血和平。所以补益气血之中，侧重于助气，以抓住矛盾的主要方面。

（三）养阴与利湿的关系

血管病一般病程长，从其内因来看，以正虚为本。并以经脉阻滞（或不通）为主要病机，局部与全身的气血流行不畅，以致气血阴阳两虚。更由于寒湿与湿热的相互转化为害，蕴毒劫阴，耗津益甚，况且在治疗时又经常使用温通辛热之剂，极易灼阴，因此需要养阴护津。而这类病又以湿邪为外因，湿性黏腻，需要温燥通利才能祛除。而养阴之剂汁厚性凉，易于恶湿，过于利湿又容易伤阴。所以必须权衡两者之轻重，养阴与利湿并用，或在养阴的基础上利湿，或在利湿的基础上养阴。在药物的选择上，房氏惯用玄参、石斛、麦冬、枸杞子，取其养阴不滋腻，以减少恶邪之弊；又惯用泽泻、生薏苡仁、车前子、茯苓等，取其利湿而不伤阴，又能健脾益肾。

（四）治标与治本的关系

在血管病的发展过程中，由于病情的转化，兼证的发生，或外感时邪，情志不遂，冲任失调等因素的影响，都会在某一个阶段被激发，而使病情突然加重，或迅速恶化。房氏不但能够娴熟地运用"急则治其标，缓则治其本"的法则，同时也紧紧地把握住正虚为本、邪实为标的基本特点，做到有的放矢，恰到好处。例如，对于浅静脉炎的治疗，对于局部条索硬结，益气活血无效时，他也要在益气扶正的基础上选用三棱、莪术等活血破瘀之剂。但是，中病即止，以免伤正。又如雷诺病患者，由于情志激怒，出现胸闷、纳呆、烦躁、经血失调等肝郁气滞等证候时，他就毫不犹豫地运用疏肝理气，活血调经，先治其标，后治其本。又如在寒湿蕴毒、毒热炽盛之际，他就毫不顾虑地运用大剂苦寒类药以清热解毒，急则治其标，以防毒热伤正，邪去才能正安，而后治其本。所以，应当谨守病机，立足于治本，急则治其标，标本缓急在所凭依。

四、诊治经验

（一）雷诺病的辨治

雷诺病是一种血管神经功能紊乱所引起的四肢末端小动脉痉挛性疾病，常于寒冷或情绪激动时发病，表现为肢体，尤其是手指呈现苍白，发作缓解后转变为青紫，然后潮红。一般以上肢较重，偶然亦可累及下肢。近年来发现，绝大多数雷诺病患者都伴有结缔组织病，如硬皮病和系统性红斑狼疮。此病中医称之为痹证，相当于中医所说的"双手青紫""四肢厥寒"的证候范围。

房氏认为，本病多与急怒忧思、肝郁气滞、血虚、冲任失调有关。气为阳，血为阴。气为血帅，气引血行，血循气走。肝郁气滞则血行迁缓，血虚则血脉不充，滞涩不畅，不能荣于四末，故见皮肤发凉色白。气滞则血瘀，瘀则不通，不通则痛。血瘀壅阻，不能还流则皮色青紫。肝血不足，血不荣筋则肢体拘挛；肌肤失养则皮肤枯萎，指端甲错，甚者溃腐零落，长期不愈。在治疗上以温寒化湿，回阳通络为主，兼以疏肝理气，调理冲任。若见皮肤溃烂或裂口，加用活血解毒之剂，少用回阳通络药；若见有硬皮病现象，则应重用助气药，少用活血药。

患者在早期常感指或趾尖麻木、怕凉，继而在遇冷或情绪激动后，手指或足趾苍白、青紫，继而潮红，可波及手掌。局部麻木发胀，时有针刺样痛，肢冷畏寒，持物无力。

治宜调整阴阳，温补脾肾，活血通络。

经验方药：选用玄参、石斛、白芥子、肉桂、升麻、川楝子、川芎、桂枝、茯苓、陈皮、郁金、当归尾、赤芍、延胡索、生黄芪、生甘草等。

方中玄参、石斛、肉桂、桂枝养阴回阳；生黄芪、茯苓、生甘草补气健脾；赤芍、当归尾、川楝子、白芥子散结通络，散寒止痛；升麻、川芎活血引经；陈皮、郁金疏肝和胃。

发于下肢者，去升麻，加牛膝；血瘀疼痛明显者，加延胡索、红花、桃仁；脾虚明显者，加白术；肢凉寒重者，可选用附子、干姜、麻黄、细辛；指尖结痂脱皮已溃者，加蒲公英、金银花、连翘；失眠多梦者，加远志、首乌藤、炒酸枣仁；冲任不调者，可用川续断、杜仲、乌药、阿胶。

局部治疗：局部麻木发凉肿痛明显者，可用中药泡洗，常用药物：当归、川续断、乳香、没药、血竭、红花、羌活、独活、五加皮、伸筋草、生姜黄。上方煮开后，适温泡洗20分钟，药温以38～40℃为宜。

（二）大动脉炎的辨治

大动脉炎属于中医"无脉症"范围，多发生于青年女性。多发性大动脉炎是指主动脉及其分支的慢性进行性、非化脓性、闭塞性炎症，也称为缩窄性大动脉炎或无脉症。

此病历史较短，1908 年日本眼科医生 Takayasu 首先报告一例。以后陆续有过类似病例报道，其中日本报道较多，从各国报道的病例来看，此病亚洲、非洲等地发病远比欧美各国为多。目前，国内报道尚少。

本病特点为体内各部位的大动脉均可能发生病变，常可同时累积数处血管，由于受累动脉的不同，临床上分为上肢无脉症（头臂动脉型）、下肢无脉症（胸腹主动脉型）、肾动脉狭窄性高血压（肾动脉型）和混合型四种。1994 年，东京会议将其分为五型，按主动脉弓受累及其分支受累加以区分。

在中医学古籍中，未查到和大动脉炎相类似的病名，但根据临床症状，如眩晕、头痛、视物不清、健忘、乏力、肢体麻木发凉、脉细或无脉等特点来看，大动脉炎分属于中医"眩晕""虚损""脉痹"等证候范畴之内。本病发展缓慢，早期症状轻重不一，轻者仅有头晕，神疲乏力，关节酸痛等；重者可有高热，面色苍白，周身关节酸痛寒凉和结节性红斑等症。一般早期可无供血不足的表现，等病情发展到几个月或数年之后，逐渐出现一系列缺血表现。

当颈总动脉、无名动脉有病变时，即出现眩晕，头痛，记忆力减退和一过性黑蒙，严重者可伴有抽搐、发作性昏厥、偏瘫。当无名动脉、锁骨下动脉受累时，可见上肢发凉，易于疲劳，酸麻无力，血压明显降低或测不到。当腹主动脉、髂动脉受累时，可见下肢血管酸痛，皮肤发凉麻木，易于疲劳，间歇性跛行，双下肢皮温降低。若腹主动脉或两侧股动脉、腘动脉搏动减弱，上肢血压增高，甚至可发生左心衰竭。有少数患者肺动脉受累，则可发生咳血，呼吸困难等症。但本病发展缓慢，在发生动脉狭窄、闭塞的同时，常在周围产生侧支血管，因此临床上不会发生坏疽。

房氏按中医证候分类，分为虚热型、虚寒型，分别以服用中药煎剂为主，水煎服，每日 1 剂，每日 2 次。服药期间停服西药（个别患者自外院服用激素者，逐渐减量），连续服用 2 月为 1 个疗程。急性活动期配合川芎嗪注射液或丹参注射液静脉滴注，每日 1 次。

1. 证候分类

（1）虚热型（气阴两虚，阴虚阳亢，脉道不充，瘀血阻滞）

症见眩晕，头痛，耳鸣，多梦，烦躁口干，易发口腔溃疡，下肢及腰部酸痛无力，四肢麻木，便干，尿赤，脉细数，甚则无脉。

主方：养阴益气活血汤。

药物组成：生黄芪、当归、玄参、鸡血藤、菖蒲、赤芍、白芍、女贞子、旱莲草、紫贝齿、珍珠母、菊花。

（2）虚寒型（脾肾不足，气亏血虚，寒湿阻络，脉道凝滞）

症见头晕头痛，视力减弱，健忘失眠，多梦，气短，乏力，畏寒，面色㿠白，肢体发凉、麻木，行走无力，脉沉细或无脉，舌淡苔白。

主方：健脾益肾活血汤。

药物组成：生黄芪、当归、党参、丹参、鹿角胶、茯苓、枸杞子、桂枝、鸡血藤。

加减：耳鸣、眩晕者加菟丝子、泽泻、山药、川芎；健忘失眠多梦者加首乌藤、柏子仁、益智仁；浮肿者加猪苓、泽泻、防己、云茯苓；四肢发凉者加肉桂、附子、桂枝、牛膝、升麻；视物不清者加青葙子、羌活、木贼草、川芎；咽痛音哑者加桔梗、牛蒡子、麦冬、山豆根；胸闷背痛者加丹参、薤白、川续断。

房氏认为，本病病因病机为先天不足，后天失调，情志不畅，气血不足，脏腑功能失调日久造成气血双亏，气虚则血行不畅，血亏则脉道不充。若复感六淫邪毒，内伤情志，久则脉络瘀滞，甚则闭塞阻隔。对于多发性大动脉炎的治疗，房氏主张应当采取中西两法结合进行。由于病证复杂而且反复交替，急性期与静止期不定期出现，故中医治疗应根据具体情况辨证论治。

2. 房氏对本病治疗的特点

（1）从整体出发，审证辨因，注重阴阳的调整

对虚热证患者，其主要表现为气阴不足，阴虚阳亢，故治疗应损

其有余，补其不足，重用玄参、沙参、麦冬之品，以阴中求阳。阴血足则脉道充，使失调的阴阳在新的基础上达到平衡。对虚寒证患者，因脾肾阳虚是本证发生的内在因素，故寒湿相合，血遇寒则凝，而使经脉闭阻。治疗上采用脾肾同治法。可重用生黄芪、党参、茯苓等益气健脾药。而在此调整基础上抓住调和气血这个主要矛盾，气足则能催血行，促血生，瘀滞可解。脉道充沛，血行才能如水之流。因而虚者补之，损者益之，劳者逸之是治疗此病总的大法。

（2）要抓住调和气血这个主要矛盾

《素问·调经论》曰："血气不和，百病乃变化而生。"由于上述病变，使血液出现"血凝而不流""血泣而不通"等病理现象。由于本病血中IgG、IgM等增加，使血液处在"高、黏、聚"状态。在治疗中，应抓住调和气血这个主要矛盾，采用益气养血活血之法。气足则能催血行，促血生，瘀滞可解。脉道充沛，血行才能如水之流，也就是在不同程度上改善血流动力学的黏滞状态。

中医学认为，任何疾病的发生，发展和转归均取决于正邪斗争的消长，故提出扶正祛邪的治疗原则。其目的在于调动机体的抗病能力，驱逐邪毒，这给中医药治疗免疫性疾病提供了很好的理论基础。实验证明，中药生黄芪、党参等具有增加抗体生成的作用，如鸡血藤、丹参等具有调节体液免疫反应及清除免疫复合物的功能，并具有较好的双向调节作用。

（三）血栓闭塞性脉管炎的辨治

西医所说的血栓闭塞性脉管炎，属于中医学脱疽的范畴，这是一种进展缓慢的且动脉、静脉均被侵犯的周围血管疾病。中医学对于脱疽在古代就有十分详细的描述。远在两千多年前，《灵枢·痈疽》中就记载有："发于足指，名曰脱痈，其状赤黑，死不治；不赤黑，不死。不衰，急斩之，不则死矣。"房氏解释说，中医外科称之为疮疡者，有痈、疽之分。痈，属于阳证；疽，属于阴证。阳证的局部表现有红肿热痛，而脱疽的后期，也可见红肿热痛，故《灵枢》中称之为

"脱疽"。"其状赤黑"是指脱疽后期足趾枯黑坏死，无法恢复，治疗也无效，故曰"死不治"，宜手术切除。"不赤黑"是指脱疽早期或中期，经积极治疗，可控制其发展，故曰"不死"。"不衰，急斩之，不则死矣"是指脱疽后期，足趾虽已赤黑，但在气血尚未衰败的大好时机，应急行手术切除，才不至于进一步发展而危及生命；否则，火毒归心，岂有不死之理。由此可见，古代对其临床病象、治疗方案、预后已有十分详细的描述。这是房氏对这段经文的个人看法。

唐代孙思邈所著《千金翼方》中记载了"毒在肉则割，毒在骨则切"的治疗方法。房氏认为，此段描述及唐代以前中医文献的记载，说明古代中医已掌握了中药麻醉和手术疗法。

房氏根据自己几十年的临床观察和研究，认为本病的发生原因是：肾虚为本，寒湿为标。肾为先天之本，藏真阴而寓元阳，肾气旺盛，则五脏充沛；若肾阴耗损，则肝阳上亢。肝主筋，肾主骨，肝肾阴虚，精血不能濡养筋骨经脉，则见筋枯骨朽，步履艰难，肢凉畏寒等；若肾阳亏虚，不能温煦脾阳，则见肌肉枯萎，肢软乏力，脉道闭塞等症。寒为阴邪，最易伤人阳气，阻碍阳气运行，寒重则肢体收引，气血不畅。湿也为阴邪，湿性黏腻，寒湿相搏，则气血凝滞，经络阻隔，阳气不能通达而为病。病情进一步发展到后期，寒极生热则热毒腐筋蚀骨，以致局部红肿热痛，筋折骨脱。

对于脱疽的治疗，房氏认为可按西医脉管炎分三期辨证施治，治前应对患者提出 10 条建议：①绝对忌烟；②注意保暖；③适当休息；④避免一切外伤；⑤勿用太热之水洗泡患肢；⑥勿用火烤患肢；⑦勿食鸡蛋、肥肉、动物内脏；⑧少食盐；⑨保持二便通畅；⑩保持精神愉快，情绪舒畅。

根据脱疽的临床病象和病程发展，分三期辨证施治，分述如下：

（1）寒湿凝滞型（早期）

临床表现为患肢发凉、发麻、酸痛，行走时常因小腿抽搐疼痛而发生间歇性跛行，行路缓慢而距离逐渐缩短。局部皮肤苍白无泽，触之冰凉，肌肉逐渐萎缩，汗毛稀疏脱落。趾（指）甲增厚，粗糙。部分患者下肢可发生"游走性血栓性浅静脉炎"，触痛色红，此消彼起，上下游走。趺阳脉、太溪脉减弱或消失。舌苔薄白，舌质淡，脉象沉细或浮。

此属脾肾阳虚，寒湿凝滞。治宜温肾补脾，祛寒通络。

经验方药：附子、肉桂、干姜、生黄芪、党参、当归、赤芍、红花、桃仁、玄参、苏木、牛膝、桂枝、甘草。

方中附子、肉桂、干姜、党参温肾祛寒，健脾补气；生黄芪、当归、赤芍、红花、桃仁益气活血；玄参、苏木滋阴补肾，活血通络；牛膝、桂枝引药下行，直达病所；甘草调和诸药。

加减：肾虚明显者，选加菟丝子、枸杞子、知母、黄柏、芡实、女贞子；气虚明显者，加人参；脾虚食少、肌肉萎缩者，加茯苓、白术、山药；疼痛不减者，加延胡索、川楝子；肢凉明显者，加白芥子；大便干燥者，加生大黄、火麻仁、郁李仁；麻木重者，选加首乌藤、络石藤、独活、川续断、桑寄生。

房氏体会，对于脱疽的治疗，宜用活血助气药，而不宜过用补血药，如熟地黄、阿胶等，因其性黏稠腻滞，易于碍胃，不但影响脾运，且能凝固血络，反而会加重病情，故不宜用。当归尚可使用，因为当归甘辛苦温，归头能止血，归身能养血，归尾能破血，全用活血，为血中之气药，使气血各有所归，故名曰当归。其性善走，有调气活血，温通止痛，润燥滑肠之功用，用之相宜。

（2）血瘀蕴热型（中期）

临床表现为疼痛明显加重，持续不止，活动范围受限，短途行走则疼痛异常，常迫使患者抱膝端坐，彻夜难眠。患肢皮肤紫红、暗红或青紫，下垂时皮色更加深暗，足趾端有瘀血斑点，为欲溃之兆。伴纳差，二便不调。趺阳脉及太溪脉搏动消失。舌质紫暗，可见瘀点，舌苔微黄，脉沉细涩。

证属血瘀络阻，阴虚蕴热。治宜养阴清热，活血通络。

经验方药：玄参、石斛、丹参、鸡血藤、当归、赤芍、红花、川楝子、延胡索、生黄芪、桃仁、牛膝、金银花、蒲公英、连翘、酒大黄。

方中玄参、石斛养阴清热；金银花、蒲公英、连翘清热解毒；丹参、当归、赤芍、桃仁、红花、鸡血藤活血通络；生黄芪益气行血；延胡索、川楝子活血止痛；酒大黄清热活血通便；牛膝引药下行。

加减：剧痛难忍者，加乳香、没药、罂粟壳；气虚明显者，加人参、太子参；热象明显者，加紫花地丁、野菊花、生甘草；肢体肿胀者，加猪苓、车前子。

房氏体会，脉管炎中期的治疗十分关键。如治疗得当，症状减轻，否则易于恶化，进入后期即发生坏死溃烂，甚至需要截肢（趾）。此期用药不宜用温热药，也不宜温洗患处。在此阶段护理十分重要，切勿受潮湿及外伤，要保持局部清洁，保持干燥，防止感染。

（3）毒热溃腐型（后期）

临床表现为剧痛难忍，昼夜难眠，呼嚎不停。患趾肿胀，不觉凉，反发热，继而肢端焦黑坏死，古有"十指零落"之称。或见溃烂，脓水外溢，恶臭熏蒸。患者面色晦暗憔悴，纳呆，二便失调，发热恶寒。舌质红绛，舌苔黄腻，脉象弦滑数。

房氏称此病象为毒热灼阴，五败俱伤。即由于寒极生热，热盛肉腐为脓而致血死心败，筋死肝败，肉死脾败，皮死肺败，骨死肾败。治宜清热解毒，行气活血，利湿镇痛。

经验方药：金银花、蒲公英、连翘、紫花地丁、赤芍、野菊花、生黄芪、玄参、石斛、红花、桃仁、当归、罂粟壳、牛膝、川楝子、猪苓、泽泻、甘草、酒大黄、人参（另煎，分2次兑服）。

方中金银花、蒲公英、连翘、野菊花、紫花地丁清热解毒；人参、生黄芪、玄参、石斛益气养阴；赤芍、桃仁、红花、当归活血化瘀；罂粟壳、川楝子理气止痛；猪苓、泽泻利湿；酒大黄清热活血通便；牛膝引药下行；甘草解毒并调和诸药。

加减：若为湿性坏疽，可多用利湿药，选加木瓜、防己、茵陈、土茯苓；若为干性坏疽，多用助气药，选加西洋参、党参、茯苓、白术、黄精等。

本期患者不宜饮酒，更不宜用药液泡洗患处，可外用朱红纱条、止痛生肌散。

本病属慢性疾患，治愈后应防其复发。预防的方法除前述十点建议之外，房氏还主张选用一些中成药长期服用，如人参养荣丸、人参健脾丸、八珍丸、阳和丸、回阳通络丸。

五、典型病案

【病案 1】

王某，男，31 岁，本市郊区农民。

主诉：两足发凉，疼痛半年余。

现病史：半年前，自觉两足发凉疼痛，时有麻木感，近两个月来两小腿常因行走时抽痛而被迫间歇性跛行，勉强慢行 500m。不久前曾在某医院检查被诊断为"血栓闭塞性脉管炎"，遂来我院门诊治疗。

既往史：患者既往曾患"风湿性关节炎"，已治愈。平素吸烟，平均每日 1 包，无明显受寒史。

检查：双足皮色苍白，趾尖暗红，大趾毛发脱落，双足皮温发凉，以左足为重，左足背可见浅静脉炎条索，色暗红，双小腿肌肉萎缩。双足趺阳脉、太溪脉明显减弱。

舌脉：舌苔薄白，舌质淡，脉沉细。

中医诊断：脱疽。

西医诊断：血栓闭塞性脉管炎。

中医辨证：气血两亏，寒湿凝滞。

治法：益气活血，回阳通络。

方药：玄参 20g，苏木 20g，当归 15g，红花 10g，附子 10g，干姜 6g，肉桂 10g，茯苓 15g，白术 15g，生黄芪 30g，桂枝 12g，独活 12g，桑寄生 20g，威灵仙 12g，牛膝 12g，木瓜 12g。

外治：以开水冲药渣，适温（水温以 39℃为宜）泡洗患肢。

二诊：按前方服药 20 剂，症状基本如故，但无加重，左足 3、4 趾痒痛较重，双下肢行走时小腿外侧肌肉酸痛，双足掌疼痛，疲乏无力，仍感足凉。舌暗淡苔白，脉沉细弱。

方药：玄参 20g，生黄芪 45g，太子参 30g，苏木 30g，当归 15g，红花 12g，茯苓 15g，白术 15g，枸杞子 18g，菟丝子 18g，桂枝 15g，肉桂 9g，延胡索 9g，防己 12g，木瓜 15g，牛膝 12g，生甘草 3g，赤芍 12g。

三诊：服上药 20 剂后，患者双足掌疼痛减轻，足背浅静脉炎消退，双足发凉明显好转，3、4 趾痒痛皆止，但走长路时左小腿外侧仍痛。三诊舌脉无变化，故上方去太子参、木瓜、防己，加党参 18g、鸡血藤 18g、芡实 18g、黄精 30g，生甘草改为 9g。

四诊：症状稳定，皮温尚好，因工作外出，带方外出，服用 60 剂，期间由于行走较多，工作劳累，曾又出现左足及双小腿胀痛等症，但总体症状稳定，无明显加重恶化。

五诊：半年后患者来诊，诉左足症状基本消失，现能走 2500m 而无胀痛感。双足趺阳脉、太溪脉较前搏动增强，皮肤温度正常。改服八珍丸、回阳通络丸、脱疽酒。

六诊：3 个月后患者复查，自觉症状消失，能较快行走 3500～4000m。房氏又以三诊方药为主配制成丸药，嘱患者服用半年，以巩固疗效。

【点评】

本案患者双足趺阳脉、太溪脉减弱，皮色苍白，小腿肌肉萎缩，乃气血双亏之象，发凉疼痛，为寒湿凝滞经脉，闭塞不通之故。治以益气活血，回阳通络为法。方中生黄芪助气；附子、肉桂、干姜回阳散寒；玄参、苏木养阴活血；茯苓、白术健脾开胃；当归、红花活血化瘀；牛膝、桂枝引药下行直达病所。因考虑患者曾患风湿性关节炎，故加桑寄生、独活、木瓜、威灵仙以祛风湿壮筋骨。

服药后症状如故，六脉仍沉、细、弱，为气血双亏之证。气虚未充而活血则徒劳无益，故二诊时加用太子参，并重用生黄芪，使之气旺则血自生也。左足3、4趾痒痛，为湿寒之象，故加木瓜、防己利湿；肉桂祛寒；延胡索活血止痛。房氏体会，延胡索辛温，能行血中之气滞，气中之血滞，无论是气或血，积而不散者，用此力能通达，既能活血，又能化滞，可止一身之疼痛。但虚证应同补益剂合用，双足掌疼痛，为肾虚所致，故加枸杞子、菟丝子以益肾。

三诊时加黄精、芡实益气固肾；鸡血藤活血通络。经治疗，诸症消失，双足皮温恢复正常，跗阳脉与太溪脉搏动增强，可步行3500～4000m。本案说明，中医药对早期脉管炎的治疗效果还是比较理想的。

【病案2】

聂某，女，40岁，本市某大学干部。

主诉：双足发凉疼痛4年，加重4月。

现病史：4年前，双足开始发凉、麻木，逐渐加重，伴有疼痛，双足足趾更甚。近4个月来病情加重，短途行走即疼痛异常，夜晚疼痛尤甚，不能睡眠，经常夜间抱足而坐，月经正常。曾到某西医医院就诊，诊断为"二期脉管炎"。

既往史：双下肢曾受寒凉。吸烟史20年。

检查：患者痛苦面容，双足前掌潮红，双足大小趾潮红更甚，右重左轻，足部皮肤触之不凉，有轻度温热感。趾甲增厚、变形，足趾活动受限，趾尖触痛。双小腿肌肉萎缩，皮肤无光泽，呈蜡黄色。双足跗阳脉、太溪脉均未触及。

舌脉：舌苔白根微黄，舌质紫暗，有瘀点，脉沉弦细。

西医诊断：血栓闭塞性脉管炎（二期）。

中医辨证：阴虚郁热，血瘀络阻。

治法：养阴清热，活血通络。

方药：玄参24g，石斛18g，金银花30g，蒲公英30g，连翘24g，生地黄18g，赤芍12g，生黄芪18g，牛膝9g，延胡索9g，当归尾18g，红花12g，鸡血藤18g，川楝子18g，生甘草9g。

二诊：患者服前方 10 剂，症状如故，左足大趾及右足小趾暗红浮肿，局部皮肤潮湿。上方加猪苓 9g、车前子 9g、生薏苡仁 24g，继服。

三诊：上方服 10 剂后，患者诉左足大趾及右足小趾浮肿潮湿减轻，双足疼痛亦减轻。且月经来潮，量多。

方药：玄参 24g，石斛 18g，金银花 30g，蒲公英 30g，连翘 24g，牛膝 9g，延胡索 9g，当归 9g，赤芍 9g，生黄芪 30g，茯苓 15g，党参 15g，泽泻 9g，女贞子 18g，车前子 9g。

四诊：2 周后复诊，月经已过，双足潮红减轻，左足大趾及右足小趾浮肿潮湿消退，疼痛继续减轻，能走 1 站多路，自觉体力增加。继服前方。

五诊：2 周后，双足潮红基本消失，右足小趾尚有轻度潮红未退，触之已不发热，能行 2 站多路，多行则痛。舌苔薄白，脉沉细弦。上方去当归、女贞子、党参、车前子、泽泻，加当归尾 12g、鸡血藤 18g、甘草 9g、白术 12g、生黄芪改为 18g。

六诊：2 周后，右足小趾潮红已不明显，但有轻度麻、酸感，左足掌疼痛。

方药：女贞子 24g，玄参 18g，石斛 18g，枸杞子 24g，牛膝 9g，桂枝 9g，菟丝子 24g，延胡索 9g，生黄芪 30g，茯苓 15g，赤芍 9g，生甘草 9g。

七诊：上方服药 4 周，右足小趾潮红已退，疼痛已止，左足掌尚有轻度疼痛，能行走 1500 ～ 2000m，若快步多行则小腿有酸胀不适。症状稳定，改服丸药。

八诊：临床症状基本消失，能维持日常工作及生活，偶有下肢怕凉或疲劳感，查双足跌阳脉、太溪脉仍未触及，但皮温正常，双小腿肌肉较前丰满，继续服用丸药。

【点评】

脉管炎二期的患者，若失治或误治，极易转入三期。本案患者双足触之不发凉，反有轻热，为欲溃之证，并说明肾阴已灼耗，乃寒极化热、热毒潜伏之象。房氏体会，治疗时不宜使用温经回阳之剂，以免促其腐烂，应急投以清热解毒、养阴活血、化瘀防腐之剂。故方中玄参、石斛、生地黄养阴；金银花、蒲公英、连翘清热解毒；当归尾、赤芍、红花、鸡血藤凉血活血通络；生黄芪助气；川楝子、延胡索、生甘草行气活血止痛，牛膝引药下行。三诊时加茯苓、泽泻、车前子淡渗利湿；女贞子、党参养阴益气。在行经期间，去鸡血藤、红花，以免造成经量过多。

　　房氏认为，在治疗的全过程都必须使用活血药，但是用量应据病情而定，如赤芍、红花、牛膝的用量可由 9g 加至 15g，当归最大用量可加至 30g。此外，还应注意扶脾开胃，以巩固后天生化之源。待热毒已除，清热解毒药即可少用或不用。六诊时患者左足掌疼痛，为肾阴不足之象，治宜滋阴益气，佐以活血，故方中用女贞子、枸杞子、菟丝子、玄参、石斛、生黄芪、茯苓滋阴益气。由于辨证准确，并随证加减用药，经过一年的努力，患者病情好转，并得以巩固。

第三节　相关论著

大动脉炎的中医治疗——附 55 例报告

房芝萱　整理：吴信受

（《中医杂志》1980 年第 2 期）

大动脉炎是主动脉及其主要分支的慢性进行性狭窄性疾病，病因不明，多发于青壮年女性，在我国是一种较常见的血管病。我们 1972 年至 1978 年采用中医辨证论治共治疗 55 例，取得了一定的疗效，能缓解临床症状，并可使病情趋向稳定。现介绍如下：

一、临床资料

（一）性别与年龄

本组 55 例中，男性 15 例，女性 40 例，男女比例为 1 ∶ 2.6。年龄最大者 64 岁，最小者 11 岁，其中 11～20 岁者 15 例，20～30 岁者 21 例，30～40 岁者 11 例，40 岁以上者 10 例，11～40 岁者占 81.8%。

（二）证候的分析

本组 55 例中，有上肢无力、发凉、麻木或疼痛者 42 例，其中 4 例伴有肌萎缩；下肢酸痛、发凉、麻木者 26 例，其中 6 例伴间歇性跛行；头晕头痛者 37 例，其中 2 例曾有抽搐、昏厥；失眠健忘者 25 例，视力减退或有复视者 30 例，耳鸣或有听力减退者 5 例，发热者 11 例。其他症状有多汗、口干、烦躁、浮肿、心悸、失音、胸闷气短、颈臂疼痛等，临床症状的多少与轻重跟动脉受累的程度与部位有关。

（三）舌象与脉象

本组病例，凡头晕头痛、视力模糊、肢体麻木疼痛等症明显者，舌质多呈暗红、暗紫或红绛，偶见瘀斑。阳亢证候明显者，可见薄黄苔。其无脉部位见附表（表5-1）。

表5-1　无脉部位及例数

无脉部位	例数	无脉部位	例数
左侧寸口	13	左侧寸口及双侧趺阳、太溪	6
右侧寸口	6	右侧寸口及双侧趺阳、太溪	3
双侧寸口	9	右侧寸口及左侧趺阳、太溪	2
双侧趺阳、太溪	5	左侧寸口及左侧趺阳、太溪	1
双侧寸口及双侧趺阳、太溪	2	双侧寸口及左侧趺阳、太溪	1

其中5例寸口脉表现为沉细、沉迟或沉浮，血流图检查皆有前臂血管阻力增高、流入时间延长、搏动性血流量偏低：7例寸口脉弦紧稍数，动脉造影显示肾动脉狭窄，或静脉肾盂造影显示肾萎缩。

（四）治疗结果

中医药治疗本病能改善或消除临床症状，一般多于热退、血沉或抗"O"恢复正常后，病情渐趋稳定。但部分病例于症状改善后可有反复，因全组病例尚未随访，故仅根据治疗最后的结果判断疗效如下。

1. 临床治愈

临床症状消失，寸口脉搏动恢复，血压可测出，血流图检查有相应改善，血沉或抗"O"恢复正常，能坚持全日工作。本组共6例，占10.9%。

2. 显效

主要症状明显减轻或消失，无发热，血沉或抗"O"恢复正常，但寸口脉或太溪脉仍不能扪及。本组共24例，占43.6%。

3. 好转

临床症状好转，但仍有血压偏高或肌肉萎缩，血沉或抗"O"接近

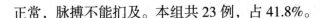

正常，脉搏不能扪及。本组共 23 例，占 41.8%。

4.无效及中断治疗各 1 例，各占 1.8%。

二、治疗方法

大动脉炎的病情复杂交错，辨证立法用药也较为广泛。根据临床病象进行分析，大致归纳为两类证型。

（一）气血双亏型（35 例）

症见头晕眼花，视力减退，听力下降，失眠多梦，健忘，胸闷气短，上肢无力、发凉、麻木或疼痛，活动后加剧。

检查：上肢血压测不出或明显降低，寸口脉沉涩如丝或无脉。

治宜补益气血，养阴通络。

处方：生黄芪、党参、鸡血藤、玄参、石斛各 18g，沙参 15g，当归尾 12g，黑附片、肉桂、菖蒲、赤芍、红花、牛膝、甘草各 10g。

（二）阴虚阳亢型（20 例）

证见眩晕，头痛，耳鸣，多梦，烦躁，心悸，口干，腰腿酸痛，下肢无力、发凉，或有间歇性跛行，大便干结，尿黄。

检查：上肢血压增高，寸口脉弦紧稍数，趺阳脉、太溪脉搏动减弱或消失。

治宜平肝潜阳，活血通络。

处方：紫贝齿、紫石英、生磁石、珍珠母各 30g，鸡血藤、玄参各 25g，枸杞子 18g，菊花、白芍、生地黄、牛膝各 15g，赤芍、当归尾、泽泻各 10g。

在临证治疗时，必须根据患者的体质状况、病情轻重、证候变化、检验结果（如血压、白细胞计数、血沉、抗"O"、肾图等）加减用药，绝不能拘泥于基本方药长期不变。

若见口干、舌燥、尿赤，去附子、肉桂；伴有发热、关节肿痛者，选加柴胡、羌活、大青叶、黄芩、栀子、威灵仙，或银柴胡、青蒿、地骨皮、牡丹皮、生地黄、松节；视力模糊或复视者，选加青葙子、茺蔚子、谷精草、决明子、木贼、炒苍术、川芎；听力减退或耳鸣者，选加菟丝子、山茱萸、知母、黄柏、山药；声音嘶哑或失音者，可用甘桔汤、增液汤加减，或加竹沥水、石菖蒲；鼻塞不闻香臭者，选加麻黄、杏仁、辛夷、白芷、苍耳子、白茅根、枇杷叶；失眠、多梦、健忘者，选加朱砂、莲子、柏子仁、益智仁、夜交藤；眩晕明显者，选加白蒺藜、生玳瑁；伴有颜面或下肢浮肿者，选加车前子、猪苓、防己、云茯苓、萆薢；腰腿酸软无力明显者，选加寄生、川续断、杜仲、女贞子、旱莲草；四肢发凉麻木者，选加白芥子、桂枝、干姜、苏木、丹参、络石藤。

　　病情趋于稳定时，可服丸药巩固疗效，常用丸药为：八珍丸、肾气丸、柏子养心丸、养血荣筋丸（附方1）、回阳通络丸（附方2），或根据病情辨证处方，配制丸药长期服用。

三、病案举例

【病案1】

陈某，女，25岁，学生，门诊号875290。

1974年7月开始头晕头痛，全身乏力，视力模糊，常有复视，伴耳鸣，口干，健忘，失眠多梦，胸闷气短，发热（37.5～38℃），自汗，双膝关节酸痛，双上肢发凉、麻木、疼痛，活动后加重，偶有阵发性心悸。

　　检查：扁桃体充血，Ⅱ°肿大。左右寸口脉消失，左右上肢血压测不出，双足跌阳脉、太溪脉存在。下肢血压120/80mmHg，白细胞计数13400/mm^3，中性粒细胞66%，淋巴细胞33%，血沉130mm/h，抗"O"1：200，结核菌素试验阳性。心电图正常，脑血流图正常，左右前臂血流图不正常，血管弹性下降，张力增高，搏动性供血降低。

　　诊断：大动脉炎。

　　发病后曾在某医院用低分子右旋糖酐治疗，每日500mL静脉点滴，共20天，病情无好转。同年9月来本院门诊治疗，按气血双亏型辨证施治，4个月后口干、自汗、耳鸣、复视、胸闷气短等症消除，头晕头痛减轻，双上肢凉、麻、痛亦见好转，以右侧更为明显，仍有低热，复查血流图右前臂搏动性供血较前改善，白细胞计数正常，血沉 97mm/h。治疗至 1977 年初，临床症状全部消失，右侧寸口脉已可扪及，右上肢血压亦可测出（70/40mmHg）。

1979 年 4 月随访：无何不适，双侧寸口脉沉细如丝，血压 110/70mmHg，血沉 22mm/h。去年已分配至轴承厂任磨工，全日工作。

【病案 2】

张某，女，23 岁，工人，门诊号 875437。

1972 年 1 月开始头晕头痛，口干烦躁，失眠多梦，视力减弱，颜面及下肢浮肿，既往曾患颈淋巴结结核。1974 年 1 月 8 日突然抽搐、昏厥，被送至某医院急诊，测上肢血压 220/150mmHg，经抢救后清醒。

检查：在腹部脐上方可闻及收缩期吹风样杂音，尿蛋白（++++），脑电图轻度偏离正常，血流图示左右脑血管紧张度高，弹性差，提示有脑动脉痉挛倾向，左右前臂及手轻度动脉痉挛，左右下肢血流图基本正常，肾图示左肾功能正常，右肾功能低下，主动脉造影示右肾动脉根部未显影，但远端隐约可见，各分支不具体，左肾动脉根部局限性狭窄，腹主动脉自左肾动脉开口处以下变窄，长约 5cm。

诊断：大动脉炎。

建议手术治疗，但患者不同意。同年 7 月来本院门诊治疗，按阴虚阳亢型辨证施治。1 年后临床症状明显减轻，浮肿消失。

复查：脑电图恢复正常，脑血流图好转，表现为脑血管痉挛解除，尿蛋白（+）。肾图：左肾功能正常，右肾功能稍差，与以往肾图相比有好转。此后长期服丸药，间断服汤药，以巩固疗效。

1979 年 4 月随访：除偶有腰痛、血压偏高外，无其他不适，由于病情稳定，已恢复全日工作。

四、讨论

1.在中医古籍中，未查到和大动脉炎相对应的病名，但根据临床病象，如头晕头痛、视力减退、耳鸣健忘、烦躁乏力、脉象沉细或无脉等特点来看，此病属于中医"虚损""眩晕""不寐"等证候范畴之内，属里虚证。

2.根据中医的审证求因的原则，房老认为本病多系先天不足，后天失调，外邪乘虚而入，以致气血亏损，脏腑百骸失于濡养所致。本病的特点是经脉阻滞，我们认为活血化瘀是重要的法则，必须贯彻于治疗的始终，但单纯用活血化瘀法并不能解决本病错综复杂、交替出现的证候。应强调辨证施治，不但要活血，而且要补血、益气，还要应用养阴、潜阳、补肝肾、安心神、健脾利湿、祛风宣痹等多种法则，才能取效。

3.本组55例的治疗结果表明，中医中药治疗本病能缓解临床症状，消除低热，降低血压，改善肾功能，使血沉、抗"O"等检验值恢复正常，从而控制病变的活动。由此，我们认为中医中药治疗的适应症：①病情较轻，表现为单纯性上肢无脉病；②病变正值活动期，不宜立即手术，可用中药治疗作为术前准备；③病变广泛而多发，无法施行手术治疗；④手术后症状复发，造影检查发现新的狭窄，说明病变活动未能控制，可用中药治疗作为术后调理。对严重脑缺血或顽固性高血压患者，仍以手术治疗为佳。本组有10例在中药治疗的同时，曾用过一些降压、抗结核、维生素等药，我们认为这样对患者的病情是有益的。

4.通过55例中医辨证论治的临床实践，我们体会治疗本病要正确处理几个关系：

（1）辨病与辨证

辨病就是要明确西医诊断，本组全部病例均经各项检查（包括血流图、肾图、动脉造影或手术）确诊。由于病变程度轻重悬殊，而临床证候又错综复杂，因此，运用中药治疗时仍要从整体出发，重视辨证，只用一法一方，势必影响疗效。

（2）治标与治本

标是指疾病的现象，本是指疾病的本质，分清标本，才能掌握疾病的主次先后和轻重缓急，不被繁杂多变的证候所迷惑。大动脉炎

的本是气血亏虚、经脉阻滞，标是一系列的临床证候。病程中若标病
（如阳亢、发热等）严重，应先治标，病势缓解后再治本病，若标本均
急，或二者皆不急，宜标本兼顾。总之，要灵活的贯彻"急则治其标，
缓则治其本"的原则。

（3）扶正与祛邪

我们体会大动脉炎是以正虚为主的病证，治疗中要重视扶正，祛
邪时要防止克伐太过而伤正。此病无实不可泻，如大便干结，只宜用
缓下药，发热也不宜用大苦大寒之品。大动脉炎与血栓闭塞性脉管炎
（脱疽）同为血管病，通过临床实践，我们体会后者不宜用补血药，而
前者则可以补血。由于正与邪之间的相互消长和不断变化，因此，治
疗时要随机应变，把"扶正"与"祛邪"辨证地结合起来。

（4）治疗与善后

大动脉炎是慢性病，治疗取效后不宜立即停药，要有一巩固疗效
的阶段，以防复发。对某些类型的患者（如病案2），宜长期服用丸药，
以善其后。

五、附方

1. 养血荣筋丸（本院经验方）

党参、鸡血藤、赤芍、伸筋草、川续断、赤小豆、透骨草、桑寄
生各15g，何首乌30g，白术、补骨脂各12g，全当归、威灵仙、木香、
油松节、陈皮各10g。

共为细末，与蜜为丸，每丸重10g。每次服1～2丸，日服2次。

2. 回阳通络丸（房老经验方）

淡附子、生黄芪、桂枝、炒白术、桑寄生、川芎各60g，油肉桂、
淡干姜、当归尾、赤芍、怀牛膝、木瓜、独活各30g，党参、玄参、川
续断、苏木各90g，茯苓45g。

共为细末，与蜜为丸，每丸重6g。每次服1～2丸，日服2次。

辨证治疗下肢静脉曲张合并
血栓性浅静脉炎 60 例

康煜冬　　指导：吕培文

（《北京中医药》2010 年第 29 卷第 5 期）

　　下肢静脉曲张合并血栓性浅静脉炎是临床常见多发疾病，房芝萱先生治疗本病有其独到之处。现将本人使用房老先生经验方治疗本病 60 例介绍如下。

一、临床资料

（一）一般资料

　　全部病例为 2006—2009 年我院门诊患者，共 60 例，其中男性 42 例，女性 18 例，平均年龄 51 岁，急性期 55 例，慢性期 5 例。全部合并下肢浅静脉曲张，其中双腿者 16 例，单腿者 44 例。病因：外力牵拉者 51 例，注射硬化剂者 6 例，局部针刺放血治疗者 3 例。

（二）诊断标准

　　依据《中华人民共和国中医药行业标准诊断标准》制定：

　　1. 多发于下肢的浅表筋脉，尤其是横解之筋脉，其次是上肢和胸腹壁浅表筋脉。

　　2. 急性期，病变筋脉表面红肿热痛，一般局限在一条筋脉，呈索状上下蔓延。游走性者多条筋脉受累及病变呈片块状红肿，并扪及多个结节，皮肤色素沉着。

　　3. 慢性期，病变筋脉呈索条状或结节状肿硬，并与皮肤粘连，表面色素沉着，牵拉时呈沟状，肢体活动时有牵扯感。发于下肢者，可有坠胀隐痛，胫踝浮肿。

4.患肢常有外伤、感染、静脉给药等病史。

（三）中医辨证

1.初期（急性期）

湿热凝滞，脉络不通。症见浅表筋脉处出现条索状物，患处疼痛，皮肤发红，触之较硬，扪之发热，压痛明显，严重者恶寒发热，口渴思饮，便干尿黄，心烦不眠，舌质暗红有瘀斑，苔白或黄腻，脉细数或弦数。

2.后期（慢性期）

气虚血瘀，脉络凝结。浅表筋脉处有一索条状物，其色黄褐，按之如弓弦，压痛阳性，舌质淡暗，苔薄白，脉涩。

二、治疗方法

（一）初期（急性期）

治法：利湿清热，活血通络。

方药：茵陈 30g，金银花 24g，蒲公英 24g，连翘 18g，玄参 18g，当归 12g，赤芍 12g，红花 12g，牡丹皮 9g，桃仁 9g，延胡索 9g，川芎 9g，牛膝 9g，猪苓 9g，车前子 9g，甘草 9g。

水煎服，每日 2 次，每日 1 剂。

加减：条索明显，药后不消者，加生牡蛎、浙贝母、炒穿山甲、三棱、莪术；疼痛不减者，加川楝子、乳香、没药；肿胀明显者，加云茯苓、白术。

（二）后期（慢性期）

治法：益气化瘀，通脉散结。

方药：忍冬藤 30g，生黄芪 24g，玄参 18g，石斛 18g，丹参 18g，赤芍 18g，当归尾 15g，丝瓜络 15g，炒穿山甲 15g，红花 12g，苏木

12g，桃仁 9g，桂枝 9g，牛膝 9g，甘草 9g。

水煎服，每日 2 次，每日 1 剂。

加减：肢凉畏寒者，加附子、干姜、肉桂；肢体浮肿者，加猪苓、泽泻、木瓜、防己；余热未清者，加连翘、牡丹皮；条索周围皮肤紫暗肿硬者，加鸡血藤、首乌藤。

（三）疗程

1 个月为 1 个疗程。

三、疗效观察

（一）疗效评定标准

根据《中华人民共和国中医药行业标准疗效标准》制定：

1. 治愈　皮肤红肿热痛消失，筋脉硬索结节消退。

2. 好转　皮肤红肿热痛消失，筋脉硬索或结节未完全消退。

3. 未愈　筋脉红肿继续蔓延游走。

（二）治疗结果

其中痊愈 45 人，基本在 7 天之内皮肤红肿热痛消失，1 月内筋脉硬索结节消退；好转 14 人，主要筋脉结节未完全消退；无效 1 人，与其治疗期间持续重体力劳动有关。

四、讨论

房芝萱（1909—1983）是北京市著名中医外科专家，其祖父是清代皇宫御医，父亲是北京著名中医，房芝萱继承了祖传医术，并创新发展，使"房家"成为北京中医外科三大家之一。房芝萱先生 1956 年调入北京中医医院，他长于中医外科，在血管病及疡科领域尤为突出。

本文采用房芝萱先生辨证治疗血栓性浅静脉炎的经验方，治疗下肢静脉曲张合并血栓性浅静脉炎 60 例，疗效显著。下肢静脉曲张、血栓性浅静脉炎，中医分别称为"筋瘤""青蛇毒"。在"筋瘤"基础上而发的"青蛇毒"又相对较重。因为"筋瘤"的病因病机是外感或内伤等原因导致瘀血凝滞，阻滞筋脉络道而成。"青蛇毒"的病因病机是内伤或外伤等原因所导致的急性期湿热凝滞，脉络不通；慢性期气虚血瘀，脉络凝结而成。故在筋脉血瘀阻滞的情况下，更易发生"青蛇毒"，更易于形成索条，并向上下蔓延。瘀血的存在，成为一个病理基础，使其更易反复发生。反复发作可以使小腿色素沉着，筋脉周围肿胀，皮肤光薄，索条坚硬。

房芝萱先生治疗本病时，养阴软坚散结为其主要特点。急性期重在利湿清热，活血通络。利湿药选择茵陈（30g），他认为茵陈可以清利三焦湿热。活血药一方面选玄参、赤芍、牡丹皮清热养阴，活血凉血。另一方面以红花、当归、桃仁、延胡索、川芎、牛膝活血化瘀。因为瘀血日久，易于化热。且湿热凝结，热邪又易伤阴，故上药配伍使化瘀而不温燥伤阴，养阴而利于软坚。另外，软化索条必用玄参，取其养阴软坚散结的作用，可用至30g，其配伍穿山甲，软坚效果更好。

慢性期大量用忍冬藤，因瘀久能化热，故仍要用其清热解毒，尤能清经络中湿热之邪，且仍要用玄参、石斛养阴散结。另虽为慢性期，但生黄芪用量不能太多，主要起推动作用，气行血行。同时，以桂枝温通，因血得温则行。笔者在治疗本病过程中，体会到养阴凉血和养阴散瘀的重要性；另外，穿山甲目前为濒危动物，索条未坚硬时，笔者使用化痰散结药如牡蛎、浙贝母、炒僵蚕等，临床效果良好。本病一般不需大剂温补，以免伤阴耗血，加重病情。另外，愈后要服用一段时间的舒脉胶囊（房芝萱先生经验方，主要功效为活血通脉），饮食宜清淡，忌鱼虾羊肉、辛辣发物，忌酒，外用弹力袜，避免剧烈活动。

第六章

胡慧明学术
思想与验案

第一节　医家简介

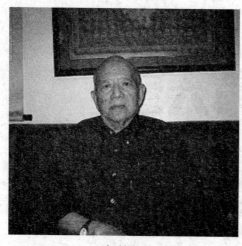

胡慧明

胡慧明，男，1919年出生，山东省长岛县人。胡氏16岁在吉林长春中药房当学徒，先学药后学医，新中国成立初期赴天津挂牌行医，之后考入天津中医学院（天津中医药大学前身），成为该校第一批学员，曾拜中医外科名家张雁亭为师，颇得其传。

胡氏历任天津中医药大学第一附属医院外科主任、天津中医药大学外科教研室副教授、中华中医药学会外科分会理事及血管乳腺专业组理事、天津市中医药学会常务理事及综合主任委员、天津中医高级职称评委会委员等职。

胡氏长期从事中医外科医疗、教学、科研工作，对中医外科有着较深的造诣，尤精于疮疡、乳腺病、周围血管病的治疗。胡氏创新发明了"乳头内陷矫正器""医用火针治疗仪""多功能吸奶器"（均获国家专利），以及手枪式内痔套扎器（已通过市级鉴定）等，丰富了中医学外治法的内容。胡氏数十年来先后发表了《五烟丹治愈皮肤癌》《刮杀疗法治疗慢性窦道》《火针治疗脓疡》《吞噬细胞与中医辨脓》《火针排脓治疗急性化脓性乳腺炎》《清热法的外科应用》《消托法小议》《中医治疗骨髓炎》《中医治疗有头疽》等数十篇重要学术论文。

第二节　学术思想

胡氏博采众家之长，结合其数十年的临床经验，在治疗周围血管病中逐渐形成了中医与西医相结合，突出整体观念，首分阴阳，辨证论治，重视脾胃，最重外治的治疗特点。胡氏重视继承与发展的关系，注重挖掘、继承、整理古人的治疗经验，承各家之长，不拘一家之言。胡氏对前辈及古人的著作经验的看法是："各家之成，必有所长，又难免不足，并不为怪，重要的是承长克短，为我所用。切不可有扬一贬百之恶习。"

中医外科有三大流派，胡氏认为，三大流派各有所长，其不足之处不可过贬，如"正宗派"陈实功论疾明确，列症亦详，施治得法，善用刀剪为长，然论阴证甚少，治方也稀，嫌为不足。而王惟德（王惟一）论阴证最详，阳和汤功传千秋，但过贬刀剪、蚀药，似不可取。"心得派"的"外科必本于内"，主张"阳毒可用攻毒，阴毒必须补正，并将治温病之方融于外科之中及上、中、下三部辨证法，皆为可取之处"。

一、中医与西医相结合，突出整体观念

胡氏虽为中医，但从不排斥西医，常教育后学，中医、西医各有治病的道理，要走中西医相结合的道路，内科与外科兼顾，多长本事，为我所用，才能治病救人。比如治疗重症糖尿病足坏疽患者，中医治疗采用扶正祛邪之法。扶正即益气养阴、滋阴降火、气血双补等法以固其本；祛邪即解毒、化瘀、祛腐等法以治其标。同时，积极采用西医的治疗方法，降糖、抗炎、扩血管及支持疗法，纠正贫血、低蛋白，纠正酮症酸中毒，纠正电解质紊乱，改善心、脑及周围血管功能。这样，菌毒并治，突出整体观念，使全身情况好转，变恶证为善证。

二、首分阴阳，辨证论治

胡氏在治疗周围血管病中反复提倡首分阴阳，辨证论治。认为周围静脉疾病以热、实为多见，阳证居多，治疗时慎用辛温燥热之品，周围动脉疾病以寒、虚为主，多属阴证，治疗时反对滥用苦寒药物。

三、重视脾胃

胡氏重视脾胃主要表现在如下几点：一是辨证上重视脾胃功能，如脾胃虚弱，须加用健脾胃之品治之；二是选方用药时多选用一些花草类中药，如金银花、野菊花等，因轻可散邪，又多无过苦寒之弊，也可起到护脾胃之作用；三是后期注意调整脾胃，以加强脾胃功能恢复，又可促进其局部生肌长肉，伤口早愈。总之，胡氏认为整个辨证治疗过程要时时顾及脾胃，一旦脾胃虚衰，百药难回。

胡氏在临床上忌过用苦寒之品，还在于他认为大凡周围血管疾病发生时，必有经络阻滞，气血凝滞的病理基础，又有"得温则行，得寒则凝"的特点，故外科诸病虽以火毒为多，但治疗上也不可滥用过用苦寒，否则冰凝肌肤，气血难复，伤口难愈。如必用苦寒之品时，应加入当归、赤芍二药，即可防过于苦寒，亦可通脉化瘀，补血托里。

四、最重局部外治

治疗重症糖尿病足坏疽患者时，湿性坏疽的创面应及时排脓祛腐；干性坏疽的创面要等到气血逐渐恢复，好坏界线清楚时再祛除坏死组织。然后运用祛腐生肌法促进肉芽生长，待肉芽好转后，再行自体点状植皮术，以加快创面愈合，变逆证为顺证。在治疗周围血管疾病中，胡氏最重外治，治疗步骤是：

（一）未脓当散

胡氏经验：属阳者当见局部红、肿、热、痛明显，并有发病急等特点，方用金黄膏（散）外敷。如见微肿，或肿形平塌，或根脚不束，不红，不热，发病缓者，则属阴，方用阳和解凝膏外敷。只肿不红，不甚热者，属半阴半阳，方用冲和膏外敷。发病初期多未成脓，其标准是发病短，但坚不软，无波动，此时当以消散为主，免使脓成更苦楚，此时不可妄用托里之剂，用之多使难散，不可拘泥于日期之说，须按实际所见而治之。

（二）脓成速决

大凡脓成必见疮肿变软或发热不退，疮如鸡啄痛，中软应指等。胡氏认为，此时必须速排脓，给其出路，不可一味用消法而贻误时机，避免给病者增加不必要的痛苦，临床上能否及时排脓也是疗效快慢的关键之一。其排脓方法各种各样，胡氏常用的方法有火针、切开、抽穿等，因人而异，其排脓的原则是得脓则止，更不可强调够大够深。

（三）溃后去腐

胡氏认为，大凡溃后必有脓腐存在，其脓腐不尽，新肉必然不生。去腐之法常用的有"刮、杀"两种。

刮法采用刮匙、止血钳等器械，将窦道内腐烂组织、水肿肉芽及异物（如术后窦道线结等物）清除干净，再以双氧水或抗生素反复冲洗窦道，最后外敷生肌之品，如窦道一周后仍不愈合，再重复上述刮法一次，直至愈合。

杀法即用去腐药物，由深至浅用之，用至脓"抱袋"为止（即药捻上有一层均匀有光泽灰稠的脓苔包裹）。总之，溃后创面必当先去腐，腐去肌自生。

（四）腐去肌生收口

此时创面肉芽新鲜红活，脓水较稠，周围出现白色上皮，创面逐渐收缩，或中间出现点状上皮，逐渐扩大，汇合成片，此时外用蛋黄油、生肌象皮膏；如整片结痂，则外用地榆油，促其痂下愈合，直至结痂脱落。

胡氏在外治法上不断创新。如"刮法"由来已久，胡氏将其扩大了治疗范围，用以治疗各种慢性窦道、瘘管、瘰疬、糖尿病足，效果甚佳，具有疗效快、痛苦小、不易复发、费用省、易推广普及等优点，并获得了科研成果奖。再如古老的火针法，胡氏成功研制了"电动火针治疗仪"，用以治疗各种体表脓肿，以针代刀，火针治疗脓肿，具有疗效高、不出血、损伤组织少、排脓通畅等优点。

五、臁疮治疗经验

臁疮是指发生在小腿下部的慢性溃疡，俗称"老烂脚""裙边疮"，相当于西医的下肢静脉曲张继发小腿慢性溃疡。臁疮是外科常见病，经久难愈，或愈合后每因外伤而复发，病程缠绵，给患者工作、生活带来很多痛苦和不便。胡氏擅长治疗疮疡及周围血管疾病，尤其对治疗臁疮经验丰富。在对此病的诊疗过程中，胡氏主张以全身证候结合局部表现进行分期论治，采用清热利湿解毒、活血化瘀、益气养血等内外合治的疗法，的确有独到之处，现将其经验介绍如下：

（一）湿热蕴毒期以清热解毒为法则

此期多为本病的早期或急性期，患者多因湿热下注，脉络不通，气血瘀滞，又因外伤皮肤破损而成。

本期症见患肢增粗，小脚下部肤色呈褐色或黑褐色，溃疡四周有灼热感；有的边缘外翻，颜色紫暗，脓痂样物质紧紧罩在基底部，不易脱落，脓水臭味异常，呈绿色或蛋黄色，质稀薄，量多，常常浸透敷料；也有的溃破后又结上了"假痂"，色黑高凸，四周红热，痂下脓水污秽；伴口干而渴。舌红苔黄或腻，脉多滑数。

实验室检查：血白细胞计数及中性粒细胞多增高。脓液培养多以金黄色葡萄球菌、绿脓杆菌为主。

胡氏认为，本病多因气血瘀滞结合湿热之邪所致，因正气渐虚，正不胜邪，便易酝酿此病。临床所见，下肢慢性溃疡患者大多有下肢静脉曲张、丹毒发作等，湿热之邪均易侵袭，故治疗当清热以祛邪，利湿以解滞，辅以祛瘀生新。

方用清热利湿之品，由萆薢、薏苡仁、黄柏、赤茯苓、牡丹皮、牛膝、泽泻、木通、金银花、钩藤、白花蛇舌草、大青叶、板蓝根等组成。如湿重者，加车前子、苍术。同时联合选用敏感抗生素控制感染，保持水电解质平衡。

创面处理应先揭去假痂，放出脓水，创面撒生肌散，红肿处外敷金黄膏。如果创面继续扩大，脓水臭秽，可用双氧水冲洗，外敷生肌象皮膏。并根据细菌培养的结果及药敏情况选用适当的抗生素内服或注射。

（二）瘀滞期以活血化瘀为法则

此期多为非急性期。创面肉芽不鲜，脓水不多，周围皮肤色暗，边缘整齐，基底部有较硬的瘢痕，覆有一层脓膜，臭秽之气渐消。舌苔薄白或薄腻。白细胞计数大致正常。

胡氏认为，此时湿热之邪十去七八，正气尚存，以气血瘀阻为主。治疗以活血化瘀通络为主，辅以清热利湿之法。

方用清热活血之品，由牛膝、丹参、桃仁、红花、川芎、穿山甲、僵蚕、薏苡仁、赤茯苓、金银花、钩藤、黄柏、白花蛇舌草等组成。若创面周围皮肤瘙痒较甚，可加荆芥、防风等祛风止痒之品。若久病气血不足，伤口腐肉难脱，则应扶正祛邪。

创面外敷丹参注射液纱条或654-2注射液，再盖以生肌象皮膏纱条。若创面有较厚的脓膜，腐肉难以脱落者，可外敷糜蛋白酶纱条。如创面较大，难以愈合，则在肉芽新鲜时予以点状植皮，外敷生肌象皮膏。并使用弹力绷带，使用方法是每日早晨起床前，抬高患肢，排空浅静脉瘀血后套好，晚上睡前可摘掉。

（三）恢复期以益气养阴活血为法则

此期患者创面肉芽新鲜红活，脓水较稠，疼痛好转，或从四周收缩，周围出现白色上皮，创面逐渐收缩，或中间出现点状上皮，逐渐扩大，汇合成片，或整片结痂，痂下愈合；伴口干，便秘，纳差。舌红，脉象细数。

此时湿邪已渐去，阴液亏耗，以病后气虚，阴阳失调，脉络瘀阻为主要病机，证属气阴两虚，脉络瘀阻型。治疗应以益气扶正，和营活血为原则。须以益气养阴活血之剂，疏利阻滞，濡养疮口，方用补阳还五汤合桃红四物汤加减。偏于阴虚者，加龟板、鳖甲；偏于阳虚者，加狗脊、巴戟天、蚕茧。

创面可外用白糖、蛋黄油、蜂蜜等，再外敷生肌象皮膏。如创面表浅，可外敷地榆油，以促进创面结痂，结痂后继续外敷地榆油纱条，直至创面痂下愈合，结痂脱落。

胡氏认为，臁疮以湿毒为主，湿邪重浊则病在下肢，湿邪黏腻则病程缠绵，湿邪污浊则脓水淋漓，湿性阴寒凝滞则阻碍气血流通。同时火毒入侵，进一步阻塞经络，凝滞气血，日久化热，热盛肉腐成脓，而发为此病。

胡氏诊疗此病时中西合用，并注重辨证，抓住该病的主症——"湿"与"瘀"，选用清热利湿及活血化瘀之剂，在不同阶段分别以清热、益气、养阴等疗法，从而达到祛邪、扶正固本的目的。

在创面辨证上，强调应分辨脓水与创面愈合的关系，脓水稀薄臭秽，提示创面继续扩大，用生肌象皮膏纱条，生肌收口，用蛋黄油、白糖、蜂蜜等可加强局部的营养，促进创面的愈合，但必须是在创面新鲜红活的情况下，以防助邪。

在调护上，注重让患者抬高患肢，并用弹力绷带绑腿，以利于血液回流，防止瘀滞。并强调饮食宜清淡，忌辛辣之品，并多食补血益气之品，促使正气旺盛，有利于恢复。

六、自拟方通脉汤的临床应用经验

1. 组成

牛膝、地龙、水蛭、土鳖虫、壁虎、当归、泽泻、苍术各 10g，连翘、忍冬藤、丹参各 30g，皂角刺 60g，生甘草 6g。水煎服，每日 1 剂。

2. 功用

活血化瘀，清热利湿，散结止痛。

3. 主治

血栓闭塞性脉管炎、糖尿病足坏疽、动脉硬化闭塞症引起的足坏疽、下肢血栓性静脉炎、小腿慢性溃疡、下肢丹毒等病症。

4. 方解

以地龙、土鳖虫、水蛭化瘀通脉为主；辅以丹参、当归，加强和营之功，并兼养血，以达化瘀而不伤正；佐以泽泻、苍术利湿；忍冬藤、连翘、壁虎解毒止痛；牛膝活血，引药直达病所；皂角刺消肿散结；甘草解毒，调和诸药为使。共奏活血化瘀、利湿解毒、散结止痛之功。

5. 临床加减应用

（1）血栓闭塞性脉管炎

胡氏认为，本病虽因不通为患，实则血瘀为标，深究成瘀之因，方为其本，只有标本同治才为上工。本病除血瘀症状外，又多见面色㿠白或萎黄，患肢冰冷，皮色苍白，趺阳脉减弱或消失，舌多淡或胖大，脉弦细或紧等虚寒之候。故以上方去连翘、泽泻、忍冬藤，加桂枝（或肉桂）、麻黄各 6g，鹿角霜、白芥子各 10g，熟地黄 20g。实为通脉汤与阳和汤相配，以达化瘀止痛、温阳散寒、标本同治之目的。

坏死期者局部又多红肿热痛，舌红苔黄，故在通脉汤的基础上加强解毒泻火之品，加玄参 30g，土茯苓 30g，牡丹皮 10g。后期坏死组织脱落，肉芽生长缓慢，故只需加益气养血之品以促进愈合，加生黄芪 30g，党参、白术各 10g，当归加至 20g。

（2）下肢血栓性静脉炎

本病临床分为深、浅部两类，尤以浅部者更为多见。浅部者初起局部有索条状结节，红肿热痛，舌质多红，苔黄腻。故胡氏在通脉汤的基础上加黄柏 10g，生薏苡仁 20g，连翘加至 30g，以加强清热解毒散结之力。外敷金黄膏，每日 1 换。随湿热减而上药去，避免因过寒而使血凝难化。对于深静脉血栓合并疼痛症状明显者，可在通脉汤基础上加蒲黄 10g，延胡索 15g。

（3）臁疮腿

本病病机为血瘀在下而不能上循所致，常伴创面溃破，久不愈合，肉芽不生等情况。胡氏于原方中将当归加至 30g，再加生黄芪 30g，白术 10g。渗液多者加车前子 10 ～ 20g；染毒红肿热痛者，加黄柏 10g，连翘加至 30g。

（4）下肢坏疽

下肢坏疽属中医脱疽，常见的有血栓闭塞性脉管炎、糖尿病足坏疽和动脉硬化性坏疽，均为局部变黑坏疽，属缺血性坏死。胡氏用通脉汤治之，效果十分显著，多数患者能免除截肢之苦。本病多发于年老体弱之人，舌胖大而淡，属气阴两虚，故方中加入益气养阴之品，如生黄芪 30g，党参 10g，生地黄 30g。坏死者再加象牙粉 1.5g（冲服），以加速好坏组织分离。

"通脉汤"现已广泛用于临床，胡氏对其疗效进行了较深入的实验研究。结果表明，本方具有以下功效：①可抗血栓形成；②对动脉血栓形成后下降的皮温有回升作用；③可部分改善局部组织的血液供应；④可降低血液黏稠度。

综上所述，诸病均以不通为患，但致瘀原因则不同。臁疮、糖尿病坏疽多为气血不足而成瘀，故加生黄芪、白术以助血运，使瘀自化；血栓闭塞性脉管炎初期多为阳气不足，寒凝成瘀，故配阳和汤以温经散寒，寒除则瘀易化；血栓性静脉炎多因湿热成患，加入清热利湿之品，使湿热早除，宿瘀早通。胡氏认为标本同治较单一化瘀法的疗效更佳。

七、典型病案

【病案 1】

李某，女，32 岁，1989 年 12 月 3 日初诊。

主诉：双手指阵发性苍白、变紫、冷痛 3 年。患者 3 年前发现双手指远端 1～2 节皮肤颜色呈阵发性苍白、青紫，继而潮红，规律性变化，自觉双手寒凉、麻木，入冬后发作频繁，每次约 30 分钟，夏季接触凉水或情志激动时均可诱发。近日因天气寒冷病休在家。

检查：双手指末节微肿，皮肤、指甲干燥，桡动脉搏动正常。血沉、类风湿因子等检查未见异常。舌淡苔薄白，脉细。

诊断：雷诺病。证属素体阳气不足，外受阴寒之邪，血脉凝滞，阳气不达四末。

治法：温阳通脉，行气解痉。

处方：熟地黄、熟附子（先煎 30 分钟）、川芎各 30g，鹿角胶（烊）、白芥子、炮姜各 10g，肉桂 3g，麻黄、甘草各 6g。3 剂，每天 1 剂，水煎服。

治疗过程：患者诉服药后无不适，双手指阵发性苍白、变紫，发作频率减少，自觉寒凉减轻，续服原方，加蜈蚣 2 条，7 剂。嘱患者注意保暖，减少外出，调节情志。守方连服 30 剂后，发作频率明显减少，程度减轻，缓解快，双手寒凉、麻木显著好转。病情基本控制，已能正常工作。

【点评】

雷诺病是指肢端小动脉出现阵发性痉挛，常于寒冷刺激或情志激动等因素影响发病，表现为肢端（手、足）皮肤颜色间歇性苍白、发绀和潮红，属中医学"血痹"范畴。胡氏认为，本病乃寒邪重凝，只要辨证准确，可重用辛热之品。常用阳和汤以温阳通脉，散寒化痰；重用熟附子温经回阳；川芎行气活血；蜈蚣通络解痉。诸药合用，使病情得以迅速好转。

【病案 2】

张某，男，49 岁，1988 年 5 月 9 日初诊。

主诉：左下肢均匀性肿胀 1 月余。患者 1 个月前行胆囊摘除术，卧床 5 天自觉左下肢肿痛，沉重不适。诊断为左下肢深静脉血栓形成，予抗凝、溶栓治疗，并抬高患肢，20 天后症状好转出院。仍觉左下肢坠胀不适，行走后加重。

检查：左下肢均匀性肿胀，膝上 10cm 处左肢比右肢粗 3cm。舌红苔黄腻，脉弦数。

诊断：左下肢深静脉血栓形成后遗症。证属湿热蕴结，气血凝滞。

治法：清热利湿，活血化瘀。

处方：连翘 60g，金银花 30g，穿山甲、牛膝、地龙、桃仁、红花、当归、川芎、独活、羌活、香附、白芍、赤芍各 10g，甘草 6g。3 剂，每天 1 剂，水煎服。

治疗过程：患者服药后无不适，自觉左下肢坠胀感减轻，继续予原方 7 剂，嘱患者抬高患肢，注意休息。

三诊：患者自觉症状明显好转，原方又服 21 剂，左下肢均匀性肿胀明显消失，膝上 10cm 处左肢比右肢粗 1cm。

【点评】

深静脉血栓形成属中医学"股肿"范畴，治疗常以消肿散结，活血化瘀为主。胡氏在活血化瘀的基础上，重用连翘 60g，取其清热散结消肿之功，故能取得较好疗效。

【病案 3】

苏某，男，29 岁，1992 年 11 月 16 日初诊。

主诉：右足大踇趾、第 2 趾颜色变紫，剧痛 10 天。

现病史：患者半年前开始出现右下肢间歇性跛行，寒凉不适，右小腿出现游走性静脉炎，曾服用活血化瘀中药，症状有所缓解。近 10 天来右足大踇趾、第 2 趾剧痛，夜晚尤甚，常抱膝而坐。

检查：右足大踇趾、第 2 趾肿胀，颜色紫暗，足背暗红色，汗毛脱落，趾甲增厚，皮温低，足背动脉、胫后动脉未扪及搏动。舌暗红，脉弦细。

诊断：右下肢血栓闭塞性脉管炎。证属气血凝滞，久郁化热。

治法：清热解毒，活血化瘀。

处方：金银花、连翘、川芎、延胡索、玄参各 30g，牛膝、地龙、桃仁、红花、当归、香附、白芍、赤芍、僵蚕、川楝子、壁虎各 10g，水蛭、土鳖虫各 20g，甘草 6g。3 剂，每天 1 剂，水煎服。

治疗过程：患者服药后无不适，仍觉右下肢疼痛剧烈，继续予中药原方，加蜈蚣 2 条，7 剂。两足趾局部予地榆油外敷换药，每天 1 次。

三诊：患者右足大踇趾、第 2 趾已逐渐变黑，以原方加白花蛇舌草 30g，服 30 剂。服完后局部疼痛大减，右足大踇趾、第 2 趾肿胀消失，已干黑，与足背正常组织分界清楚，故行右足大踇趾、第 2 趾切除术，术后用生肌象皮膏纱条换药，并继服原方 30 剂，1 个月后创面愈合。

【点评】

血栓闭塞性脉管炎属中医学"脱疽"范畴。由寒凝血滞，久郁化热，开始治疗时，患者右足大踇趾、第 2 趾颜色虽变紫，已出现坏死征象，但局部血运差，肿胀伴炎症，正常与坏死界限不清，局部暂不予清创。给予大剂量虫类活血药及清热解毒药后，局部血运恢复，肿胀、炎症消退，坏死局限，正常组织与坏死组织分界清楚，此时予截趾术，并用生肌象皮膏纱条换药。本案依据疾病发展辨治，因势利导，使局部逆证转为顺证。

【病案 4】

王某，男，65 岁，1993 年 1 月 5 日初诊。

现病史：患糖尿病 2 年，右足背红肿热痛 1 周。患者 1 年前出现右足凉麻不适，近 1 周出现右足背红肿热痛，夜间尤甚，昨夜呈阵发性跳痛，发热恶寒。

检查：右足背红肿，牵及足踝及足趾，足背中间扪之已软，有波动感，足背动脉搏动减弱。体温 38.5℃；白细胞：1.82×10^9/L；中性粒细胞：0.82；空腹血糖：19.1mmol/L。舌暗红，脉弦数。

诊断：糖尿病合并右足坏疽。证属毒热酿脓。

治法：解毒透脓。

处方：川芎、白花蛇舌草、黄芪、金银花、连翘各 30g，牛膝、白芷、当归、穿山甲、皂角刺、白芍、赤芍各 10g，甘草 6g。3 剂，每天 1 剂，水煎服。

降糖：普通胰岛素 16U，饭前 30 分钟皮下注射，每天早晚各 1 次。

外治：采用火针排脓，在右足背中波动明显处，用 2% 利多卡因 2mL 行局部浸润麻醉，注射器抽出脓液后，用一手固定脓腔，另一手持烧红火针，直刺脓腔，迅速出针后，流出暗灰色脓液约 30mL，用地榆油纱条引流，无菌纱布敷盖创面，胶布固定。

次日复诊：患者诉右足疼痛大减，当晚热退身凉，嘱患者每天换药 1 次。

三诊：局部疼痛、肿胀明显好转，每天用生肌象皮膏纱条换药，继服原方 20 剂。根据所测血糖数值，普通胰岛素调至 20U，饭前 30 分钟皮下注射，每天早晚各 1 次。1 个月后创面愈合。

复查：白细胞：7.1×10^9/L；中性粒细胞：0.72；空腹血糖：7.2mmol/L。

【点评】

糖尿病足属于中医学"脱疽"范畴，多因气血亏虚，脉络涩涩，复感寒邪，阳气不能温达四末，肢端无血供养，血瘀日久化热，热毒壅盛而致。《外科正宗》称本病为"外腐而内坏也"，曰："血死心败，筋死肝败，肉死脾败，皮死肺败，骨死肾败。"由于其来势凶猛，变化快，常波及全身，多属逆证、恶证，中医治疗常采用扶正祛邪之法，强调辨证施治，突出中医特色，重视局部处理，湿性坏疽的创面应及时排脓去腐。

本案患者局部缺血，正气已虚，毒乘虚而入。本病来势猛，成脓快，因此，排脓乃当务之急。故采用火针排脓法治疗，易操作，引流效果好，愈合快，瘢痕小，患者易于接受。胡氏制作的火针治疗仪，为手枪式电热针，通电后 3 秒钟，针头即可烧红，且针头直径为 0.3cm，创面小，愈合后足背仅留绿豆大小的瘢痕。配合清热解毒透脓中药及胰岛素降糖，能加速局部创面的愈合。

有些湿性坏疽是以肌腱及骨感染为主的重度坏疽，应及时清创，敞开排脓，清除坏死感染组织，包括坏死的骨质、肌腱等。清除坏死肌腱时，应沿肌腱方向切开腱鞘，充分引流，对于创面上的一些坏死筋膜、肌腱组织不必强求一次清除干净，日后可对一些有碍肉芽、上皮生长的组织逐步清除，采用蚕食疗法，敞开换药。清创后仍有坏死组织不脱落者，外用祛腐散（红升丹、血竭等组成）、提脓散（红升丹、生石膏等组成），可有效清除坏死组织。创面周围红肿者，外敷金黄膏（金黄散、香油、黄蜡等组成）以清热解毒。创面脓腐祛除后，外用生肌象皮膏纱条、珠母散（血竭、生牡蛎、象皮、龙骨等组成）以生肌敛疮。肉芽好转后，可予点状植皮以促进创面愈合。

胡氏认为，干性坏疽多是以缺血为主的创面，不应见黑就切，急于清创，避免造成术后创面继续缺血坏死。应先改善循环，并外敷地榆油（地榆、香油等组成）纱条，可促进坏死变黑的足趾干燥。待炎症局限，动脉血运得到改善，气血逐渐恢复，皮温好转，正常组织与坏死组织界限清楚时，予手术清除坏死部分，敞开创面，外敷生肌象皮膏纱条，去腐生肌，促进创面的肉芽生长。肉芽红活好转后，可给予点状植皮，外敷蛋黄油（鸡蛋黄制成）纱条，促进创面愈合。

第三节　相关论著

通脉散治疗血栓性静脉炎的血液流变学观察及疗效分析

胡慧明，胡国强，杜玉生，杜克礼，赵昌愿，陈树元，

白俊昆，宋阿风，贾玉敬，张岭，杨海峰

（《天津中医药》1987 年第 5 期）

血栓性静脉炎属周围血管阻塞性疾病之一，其发病与血流紊乱有密切的关系。许多学者认为，血液流变学可以作为周围血管阻塞疾病的诊断和疗效观察指标之一，纠正血液流变学指标的异常，对于预防和治疗血栓性静脉炎有极其重要的意义。我们采用血液流变学作为观察指标，对 100 例患者与 100 例健康人的血液流变学指标作了对照，进而探讨血栓性静脉炎与血液流变学的关系。我院多年临床证实，通脉散（壁虎、水蛭）治疗本病有较好的疗效，对 20 例患者进行了治疗前后的血液流变学对照及分析，报告如下：

一、研究方法

（一）健康人组

男女各 50 例，经查未发现脑、肝、肾及血液等疾患。年龄：20 ～ 30 岁、31 ～ 40 岁、41 ～ 50 岁、51 ～ 60 岁、61 ～ 70 岁五个组，每组 20 例，作为对照组。

（二）静脉炎组

根据 1983 年西安会议静脉炎诊断标准，诊断为血栓性静脉炎 100 例，男性 56 例，女性 44 例，年龄为 25 ～ 65 岁。

（三）通脉散组

符合诊断标准 20 例，口服通脉散治疗，其中男性 13 例，女性 7 例，年龄为 28 ～ 68 岁。就诊前均接受过抗生素和复蒙片等治疗。

二、疗效标准

按 1983 年西安会议静脉炎疗效标准衡定。

三、治疗方法

口脉通脉散，每次 6g，每日 2 次，疗程 60 天。给药前查血液流变学，服药 30 天后复查，与治疗前对照。

四、实验方法

（一）全血黏度

用 NZ4 型锥板式黏度计，25 ℃条件下，测定 2^+S、4^+S、10^+S、20^+S、40^+S、109^+S 各切变率下的黏度值。

（二）血浆黏度

仪器与条件同前，测定 100^-5 切变率下的黏度值。

（三）红细胞压积

置抗凝血于红细胞压积容量管中，经 3000 转/分钟，离心 30 分钟求出。

（四）红细胞电泳

用上海第一医学院（现复旦大学上海医学院）提供的细胞电泳仪，25 ℃恒温，电压 40V 条件下，测定 10 个红细胞，每个红细胞泳动 125 μ m 所需要的时间为红细胞电泳。

（五）血小板电泳

仪器与条件同前，测定血浆中 10 个血小板，每个血小板泳动 125μm 所需要的时间为血小板电泳。

（六）血沉

用压积管直立 1 小时所得。

（七）血小板聚集

用 BS-631 型血小板聚集仪，按比浊法测定，诱导剂 ADP0.5μm。

五、实验结果及疗效分析

（一）健康人组与静脉炎组在血液流变学方面的变化

静脉炎组在全血黏度、红细胞压积、红细胞电泳及血小板聚集方面均比健康人有极显著差异（$P < 0.01$）。本文认为血液流变学指标的改变，可作血栓性静脉炎的诊断标准依据之一。

（二）通脉散对血栓性静脉炎治疗前后的血液流变学、血小板聚集等方面的变化

通脉散对血栓性静脉炎治疗后，全血黏度、血浆黏度、红细胞压积、红细胞电泳、血小板聚集等与治疗前相比有明显差异（$P < 0.01$ 或 $P < 0.05$）。本文认为通脉散治疗血栓性静脉炎，对改善血液的流变性有较好作用。

（三）对 20 例血栓性静脉炎的疗效分析

20 例中，痊愈 13 例，占 65%；明显好转 4 例，占 20%；进步 3 例，占 15%。

六、讨论

血栓性静脉炎是外科常见病，属中医"脉痹"范畴。早在《内经》中就提出："痹在于骨则重，在于脉则血凝而不流。"《素问·生气通天

论》提出人的健康必须"骨正筋柔，气血以流，腠理以密"。可见气血流畅是人体健康的重要条件，因此保持血液的正常流动性是非常重要的。一旦血液流动紊乱，即表现为"血瘀滞不行""血凝而不流""血泣则不通"的瘀血证。从而导致"血气不至""血脉不通"的病理状态。可见，血流的紊乱是导致本病的重要因素，现代医学对此也有同样的认识，与中医认识颇为一致。

通脉散是治疗血栓性静脉炎的有效方剂，由壁虎、水蛭组成，具有活血通脉、化瘀通络的功效。水蛭含有水蛭素，具有延迟和阻碍血液凝固和扩张血管的作用，壁虎有较强的散瘀止痛之功效。

中医认为由于各种原因导致气血不达四末，筋脉失养，气滞血瘀或血脉不通，均属于瘀血证范畴。血液具有流变性，在血栓形成、血管阻塞和血流紊乱的情况下，血液流变性发生变化，这些变化与疾病的发生、发展有一定的关系。因此，调整血液流变性对于治疗本病有积极的促进作用。经通脉散治疗后，红细胞电泳时间均有明显缩短，且治疗前后有明显差异，说明通脉散能改善红细胞间的聚集作用。

本文研究还表明，通脉散对 ADP 诱导的血小板聚集具有明显的抑制作用，可避免血栓的形成，对治疗血栓性静脉炎有良好的作用。

通脉散能通脉、消炎，治疗血栓性静脉炎的原理可能与以下因素有关：①加速静脉血的回流，改善血液循环，以促进病理变化的恢复。②改善血液理化性质，调整凝血与抗凝血系统的功能，以防血栓形成。

胡慧明教授"溶栓汤"的临床应用

陈宝元，胡承晓，胡承意

（《天津中医药》1995 年第 12 卷第 5 期）

胡慧明教授系天津中医学院第一附属医院（现天津中医药大学第一附属医院）外科主任医师，擅治周围血管诸疾，经验十分丰富。在自创"通脉散"的基础上又拟"溶栓汤"一方，用以治疗多种周围血管疾病，疗效十分显著。笔者随师侍诊多年，深得亲传，特遵师意简录如下，以供同仁参考之。

一、溶栓汤的组成、功用、主治及方解

1. 组成

牛膝、地龙、水蛭、当归、泽泻、苍术各 10g，连翘 15g，忍冬藤、丹参各 30g，壁虎粉 1.5 ～ 3g（冲服），或壁虎 10g 同煎，皂角刺 45 ～ 60g，生甘草 6g。水煎服，每日 1 剂。

2. 功用

活血化瘀，清热利湿，散结止痛。

3. 主治

血栓闭塞性脉管炎、下肢血栓性静脉炎、糖尿病坏疽、动脉硬化性坏疽、臁疮（下肢静脉曲张合并慢性溃疡）、下肢丹毒、下肢慢性骨髓炎等病。

4. 方解

本方以地龙、水蛭化瘀通脉为主；辅以丹参、当归加强和营之功，并兼养血，以达化瘀不伤正；佐以泽泻、苍术利湿；忍冬藤、连翘、

壁虎解毒止痛；牛膝活血引药直达病所；皂角刺消肿散结；生甘草解毒，调和诸药为使。共奏活血化瘀、利湿解毒、散结止痛之功。

二、临床应用

（一）治血栓闭塞性脉管炎

胡老认为，本病虽因不通为患，实则血瘀为标，深究成瘀之因，方为其本，只有标本同治才为上工。本病除血瘀症状外，又多见面色㿠白或萎黄，患肢冰冷，皮色苍白，跌阳脉减弱或消失，舌多淡或胖大，脉弦细或紧等虚寒之候。故上方去连翘、泽泻、忍冬藤，加桂枝（或肉桂）、麻黄各6g，鹿角霜、白芥子各10g，熟地黄30g。实为溶栓汤与阳和汤相配，以达化瘀止痛、温阳散寒、标本同治之目的。

坏死期者局部又多红肿热痛，舌红苔黄，故在溶栓汤的基础上加强解毒泻火之品，加玄参30g，土茯苓30g，牡丹皮10g。后期坏死组织脱落，肉芽生长缓慢，故又需加益气养血之品以促进愈合，加生黄芪30g，党参、白术各10g，当归加至20g。

【病案1】

患者，男，40岁，干部，门诊病历号17041。

自诉患脉管炎3年余，时轻时重，近日痛甚，甚时夜不能寐。舌暗有瘀斑，脉弦紧，跌阳脉大减。予溶栓汤6剂。复诊曰病如前，遂请胡老诊治，胡老云："舌暗有瘀斑，但舌胖，局部冰冷而白，应减连翘、忍冬藤，配合阳和汤为宜。"3剂后，再诊笑曰疼痛大减。后依师法调治月余而愈。

（二）治下肢血栓性静脉炎

本病临床分为深、浅部两大类，尤以浅部者更为多见。浅部者初起局部有索条状结节，红肿热痛，舌质多红，苔黄腻。故胡老在溶栓汤基础上再加黄柏10g，薏苡仁20g，连翘加至30g，以加强清热解毒散结之力。外敷金黄膏，每日1换。随湿热减而上药去，以免过寒而使血凝难化。

【病案 2】

患者，女，62 岁，门诊病历号 030041。

患下肢静脉曲张 20 余年，小腿外侧沿曲张静脉有一条索状结节，长约 8cm，红肿热痛，舌红苔薄黄腻，脉弦滑。

诊断：血栓性静脉炎。

上方加黄柏 10g，生薏苡仁 20g，连翘加至 30g，每日 1 剂。外敷金黄膏，每日 1 换。

4 剂后红肿全消，疼痛大减，条索状结节缩至 4cm，较前变硬，故原方去黄柏，加蜈蚣 1 条，每日 1 剂。共服 14 剂，肿块全消而愈。

（三）治臁疮腿（下肢静脉曲张合并慢性溃疡）

本病病机为血瘀在下而不能上循所致。针对本病常伴创面溃破，久不愈合，肉芽不生的情况，胡老于原方中将当归加至 30g，再加生黄芪 30g，白术 10g。渗液多者加车前子 10 ～ 20g；染毒红肿热痛者，加黄柏 10g，连翘加至 30g。

【病案 3】

患者，女，61 岁，门诊病历号 013541。

双下肢静脉曲张 30 余年，右下肢踝上 8cm 处溃疡 7 年未愈。创面 4 处，大者 6cm×5cm，小者 1cm×5cm 左右，肉芽苍老不生，渗出多，伤口四周皮色黑。

治以化瘀通络、健脾利湿为主。溶栓汤去连翘，加生黄芪 30g，当归加至 30g，另加白术 10g，车前子 20g。外敷金黄纱条，每日 1 换。上方服 10 剂后，渗出大减，肉芽渐生，故以原方去车前子。外敷生肌象皮膏纱条，每日 1 换。前后治疗近 3 个月，痊愈。

（四）治下肢慢性骨髓炎

慢性骨髓炎又称硬化性骨髓炎，多见于下肢小腿，患儿伤口常久不愈合。胡老认为本病多发于小儿，病久不愈，气血两虚，无力托毒外出，故死骨不脱，新肉不生。方中加生黄芪 30g，蜈蚣 1 条。无热象者去连翘；面色㿠白，舌胖淡者，溶栓汤合阳和汤治之。

【病案 4】

患者，男，8 岁，加床号 01674。

患儿右下肢小腿急性化脓性骨髓炎，经我市某医院切开排脓，月余症状全消，X 光片未见明显死骨，但伤口不愈月余。查：右下肢踝上约 8cm 处胫前有一伤口约 1cm×0.5cm，伤口四周皮色暗，诊为慢性骨髓炎。

治以托里排毒、化瘀通络为主。溶栓汤加生黄芪 30g，白术 10g，蜈蚣 1 条，以加强托毒之力，每日 1 剂。外治以去腐生肌为主，刮除坏死组织，红升丹药捻，每日 1 换。内外兼治 48 天，伤口痊愈，至今未复发。

（五）治下肢坏疽

下肢坏疽属中医脱疽，常见的有血栓闭塞性脉管炎、糖尿病坏疽和动脉硬化性坏疽，均为局部变黑坏疽，属缺血性坏死。胡老用溶栓汤治之，效果十分显著，多数患者可免除截肢之苦。糖尿病坏疽和动脉硬化性坏疽多发于年老体弱之人，属气阴两虚，舌多胖大而淡，故方中再加入益气养阴之品，如生黄芪 30g，党参 10g，生地黄 30g。坏死者再加象牙粉 1.5g（冲服），以加速好坏组织分离。

【病案 5】

患者，男，71 岁，住院病历号 57132。

患者有糖尿病史 30 余年。右足大趾及足背突然发黑、坏死，伴高热 2 天，诊为糖尿病坏疽收入院。入院后予抗炎、降糖治疗，1 周后热退，坏死基本停止，改服中药溶栓汤，连翘加至 30g，加黄柏 10g，生黄芪 50g，生地黄 30g，象牙粉 1.5g（冲服），每日 1 剂。局部外敷金黄膏，每日 1 换。1 周后去连翘，加白术 10g，每日 1 剂。1 个月后好坏组织分离，施足大趾离断术，术后继服前药，伤口改敷生肌象皮膏，每日 1 换。前后治疗 54 天，伤口愈合出院。

三、讨论

本方是胡老在散剂"通脉散"的基础上加味而成。"溶栓汤"为胡老首创，并对其进行了各种研究，结果表明，本方具有以下功效：①可抗血栓形成；②对动脉血栓形成后下降的皮温有回升作用；③可改善局部组织的血液供应；④可扩张动物末端的中小毛细血管；⑤可降低血液黏稠度。胡老在此方基础上又加入了其他化瘀、清热、散结、止痛药物，故临床效果十分显著。

综上所述，诸病均以不通为患，但致瘀原因则不一，臁疮、糖尿病坏疽多为气血不足而成瘀，故加入生黄芪、白术而助血运，使瘀自化，血栓闭塞性脉管炎初期多为阳气不足，寒凝成瘀，故配阳和汤以温阳散寒，寒除则瘀易化。血栓性静脉炎多因湿热成患，加入清热利湿之品，使湿热早除，宿瘀早通。胡老认为标本同治较单一化瘀法的疗效更佳。

第七章

姜树荆学术思想与验案

第一节　医家简介

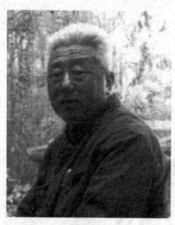

姜树荆

姜树荆（1919—1994），河北省通县（现北京市通州区）人，行医五十余年。其父姜润之是著名中医外科专家，曾于1940年至1943年与长兄姜集云二人自家出资举办过三届"光华国医学社"国医学习班，曾聘任于有五、郭子久等授课，中医外科学由姜集云授课，姜润之带实习生，并将家中22间房作为教学场所，将济世堂中药店作为药物实习场所，当时毕业学员每人发一套中医外科器械（甘肃省卫生厅存案）。姜树荆跟班学习，任班长，学员中还有李少波、尚坦之等人，后都成为甘肃名医。姜氏中医外科在20世纪20～70年代均名誉金城（甘肃兰州），以专治疑难杂症闻名，尤擅长治疗脉管炎、疗毒走黄（皮肤炭疽）、骨髓炎、骨结核等，屡起大证，辄能应手取效而享誉西北。姜树荆继承了家传医术，为其中医临床打下了坚实的基础。

姜氏于1950年悬壶古城西安。1955年，任西北建工职工医院中医师。1958年，任西安市中医院主任中医师。多次在各类中医外科进修班、中医学习班、西学中班及中医提高班任教。笔者曾在1958年为姜氏编撰的教材誊写书稿。1978年，科学大会结束后，姜氏曾受到华国锋、李铁映等中央领导人接见。1980年，曾受原卫生部、总后勤部卫生部的委托，主办了第一届全国中医外科学习班及第一届全军中医外科学习班，为全国、全军培养了很多中医外科业务骨干。

姜氏曾任西安市中医院副院长、技术顾问、皮肤疮疡科主任、中医外科主任医师，兼任陕西省中医药学会常务理事，陕西省中医药学会中医外科分会第一届、第二届主任委员，陕西省卫生厅中医顾问。1990年，被国家人事部、卫生部、国家中医药管理局授予第一批全国老中医药专家学术经验继承工作指导老师。1994年，被评为有特殊贡献的科技人员，享受国务院政府特殊津贴。

姜氏博古通今，学问精深，博览古籍，熟稔历代名医学术，主张学习中医必须打下坚实系统的理论基础。姜氏认为仲景之书固不可不读，而历代各家医集及古今中外的医学书籍，凡有关医道者，都应浏览。他广涉群书、博采众方、识见广邃，如精读《外科正宗》《外科精义》《医宗金鉴》《刘涓子鬼遗方》等，因而在临床辨证论治中可左右逢源、得心应手。他不仅广涉群书，发皇古义，旁及西学，融会新知，还在继承中医传统经验和理论方面有较深的造诣和新颖的见解。

姜父善治疑难杂症，姜氏常做笔录，分析病情，认真记录。他在日记中常常对一些病案或趣事进行记录分析。例如，1940年春，拉黄包车的陈某患脱疽，足踇趾端溃烂、色紫、恶臭、疼痛难忍。遍治无效，人极消瘦。经姜父医治，趾端脱落，敷中药后伤口愈合，又可拉车干活糊口。此患被教堂外国神父得知，多次想买药化验均被坚决拒绝。

1948年夏，一皮革工人，回民，男性，30岁，左脸颊大面积坏死，约碗口大"干性坏死"，伤口无脓无血，色黑如炭。患者由担架抬来，神昏谵语，循衣摸床。是为典型的疔毒走黄，西医称之为皮肤炭疽。经姜父外敷中药，并内服中药。服用1付中药后，神志改善。3付中药服用完，患者自行拄拐而来，神志清晰，答对如流。揭去外用药，死肉与好肉整体脱离。又用中药内外调理，两周后即痊愈。

这些病例的记录、分析，对姜氏积累临床经验有相当大的帮助。因而姜氏养成了总结病案、记录分析病情的习惯。此举在笔者的脑海中也是印象深刻，并且也体现了老中医的情操。

在目睹许多贫苦患者的经历中，姜氏对血栓闭塞性脉管炎、硬皮病进行了系统的临床观察、研究，积累了宝贵的经验，先后发表论文

20 余篇，如《中医药治疗血栓闭塞性脉管炎 132 例临床观察》（1980年）《60 例血栓闭塞性脉管炎辨证论文及部分随访报告》（1965 年）《我对硬皮病治疗的一点认识》《硬皮病辨证分型及其治疗》等。

姜氏善于吸收西医之长处，并结合中医传统经验和理论来充实自己的医疗实践，尤其对西医学知识，认真研究，取精为用，对西医西药均有涉猎。例如，附子具有强心作用，而古人有回阳之说，可恢复体温，与血液之流行关系密切。服用附子后心脏不致衰弱，血液循环得以如常，肌肤冷痛，因之除去，其与中医阳气壮，冲脉得养，肢厥肤冷可除相关。因此，他极力赞同中医现代化和中西医结合，他认为用现代科学知识来充实中医，才更具有科学性，中医如能吸收现代医学的长处，才能得到更迅速的发展。在临床上，他多以中西合参，来解决疾病的诊断和疗效观察问题，治疗上以辨证论治为主，博采众长，衷中参西，采取中药内外治疗相结合，取得显著疗效，可谓中西医结合的先驱人物。

姜氏渴望中医事业不断得到发展，竭力为发展传统的中医外科献计献策，为培养这方面的人才不辞辛劳，言传身教，不仅举办各种学习班，而且在临床上支持许多后学者，毫无保留地传授经验，带领他们扎实投入中医事业中，并培养了大批中医人才和骨干力量。

姜氏是一位锐意创新的医家，既不断吸取前人和时贤经验，又广涉群书，衷中参西，结合其自身的领悟和实践，勇于攻破硬皮病、脉管炎等恶疾。在临证中，他思路明晰，善于归纳总结，对硬皮病、脉管炎等疾病已形成一整套治疗方案，善于将专病、专证、专方、专药与辨证论治相结合。姜氏在精读《医宗金鉴·外科卷》的基础上，以古方夹纸膏治疗静脉曲张并发症，并将夹纸膏与治疗静脉曲张的压力带结合在一起，独创了药物性静脉带，方便了患者。

姜氏重视临床经验总结及科研工作，曾与第四军医大学合作，对硬皮病、脉管炎进行了病理、病因、生化、治疗等方面的仔细观察，并总结出了完整的分型和治疗方案。其中，分型论治硬皮病得到了全国同道的认可。

　　姜氏多次获省政府、市政府、卫生系统科技进步奖，如《将军铁箍膏的临床及实践研究》《槐花胶囊治疗皮肤病的临床研究》《药物性静脉带治疗静脉曲张及实践研究》《三益丹治疗冠心病的临床及实验研究》等科研成果，均多次获奖。

第二节　学术思想

一、学术思想概述

（一）重视整体，外科病变本在脏腑

姜氏经常比喻天地是大宇宙，人体是小宇宙，大宇宙有四季的转化，风、寒、暑、湿、燥、火是正常的变化，而侵害人体则为六淫。金、木、水、火、土是人们生活中的必须物质，一旦危害人类则又为损害人体的外因，外因侵犯人体造成疾病，而小宇宙正常的生理功能和抗病御邪的功能则可体现出人体正气的强弱。

中医治病首辨阴阳，而阴阳是一切事物都具有的对立的两个代表词，是学习中医的一把钥匙。阴病、阳病是一个整体性的大证候系统，是正邪斗争所产生的整体性病理反应的总纲。顾世澄在《疡医大全》中提出："凡诊病施治，必先审阴阳，乃为医道之纲领，阴阳无谬，治焉有差；医道虽繁，可以一言以蔽之，曰阴阳而已。"这充分说明首辨阴阳的重要意义。

风、寒、暑、湿、燥、火致病为六淫。例如：寒主收引，寒为阴凝，杀厉之气，最伤人阳气，性多收引，寒邪瘀阻，气血不畅，瘀在下肢，易患血栓闭塞性脉管炎。火旺于夏，属阳邪，火邪多侵犯全身各处，发病急骤，得凉则减，火性炎上，为害甚烈，能燔灼脏腑，消烁津液，除热极生火外，风、寒、暑、湿、燥皆可化火，如血栓闭塞性脉管炎火毒过盛而化燥型。寒为阴邪，郁久化热，这为体内阳气与寒邪搏斗的结果，如血栓闭塞性脉管炎寒热过盛型、热毒化火型和燥盛伤阴型等。

"喜、怒、忧、思、悲、恐、惊"为七情，在正常情况下属生理功能，病态中则可直接损害五脏，或间接通过气、火的作用而致气机失

和。情志有余或不足会扰乱气的正常运行，七情所伤主要引起五脏及气火的病症。情志还可引起郁、痰、气、瘀。

郁：多为肝气郁结，肝主筋，其华在爪，如脉管炎患者病变都表现在筋、爪的表证上，故在治疗中多用解郁之药，以带动内脏正气。

痰：多为脾失健运引起，是病理产物，由津液凝聚而成，可随气到处流窜，外科常见痰流窜四肢，营卫不调，气血逆乱，伴麻木不仁、蚁行感等。

瘀：血热、血寒、外伤均可导致瘀滞，表现为皮色青紫，或沿血脉可见索状硬物，如胸腹壁静脉炎、皮肤色素变化等。

气为阳，是人体运行的动力。当其为和平之时，源出于中焦，总统于肺。对外卫护皮毛，充实腠理；对内导引血脉，升降阴阳，周流一身运行不息。人之五脏六腑，十二经脉，其所以相生相养，皆赖此气。气盛则赢，气衰则虚，气顺则平，气逆则病。

古人云："血者神气也，持之则存，失之则亡。"血宜循行流畅，气血同出而异名，故"血随气行，气行则血行，气止则血止；气温则滑，气寒则凝。"凡治血必先治气，气凉血自归经；活血必先顺气，气暖血自运动；养血必先养气，气旺血自滋生。如何打通阻塞的脉络，姜氏给我们提示了先决条件。

经络分布于人体各部，内源脏腑，外通体表的皮、肉、脉、筋、骨等处，具有运行气血，联系人体内外各组织器官的作用。因此外证的发生、转变等都与经络有密切关系。各种原因所致的经络阻塞，气血凝滞，都可发生外证，也是外证病变的主要病机之一。所谓"最虚之处便是客邪之地"，经络某一部分有了弱点，便能发生疾病。体表邪毒，由外传里，内攻脏腑而发生病变，或脏腑内在病变，由里达表，外达体表而发生外证，都是通过经络的传导而形成的。

经络的传变，如皮、肉、脉、筋、骨，分别内合肺、脾、心、肝、肾，互相联系，有出有入，有感有应，升降相贯如环，运行不休。通过辨别外证的部位，经脉所主和症状，可以判断疾病的浅深与对应的脏腑。

脏腑经络之血都归于冲脉，故称冲为血海。《灵枢·逆顺肥瘦》记载："夫冲脉者，五脏六腑之海也，五脏六腑皆禀焉。其上者，出于颃颡，渗诸阳，灌诸精；其下者，注少阴之大络，出于气街，循阴股内廉，入腘中，伏行骭骨内，下至内踝之后属而别；其下者，并于少阴之经，渗三阴；其前者，伏行出跗属，下循跗，入大指间，渗诸络而温肌肉。故别络结则跗上不动，不动则厥，厥则寒矣。"说明冲脉与全身血液循环有关。姜氏认为，冲脉在下肢的循环路径与下肢血管的走行极其相似，起着营养下肢的作用，因此有"病发于下肢，可使冲脉失养"的认识。因而姜氏认为周围血管病，尤其是血栓闭塞性脉管炎、静脉血栓形成、下肢溃疡等与冲脉失养有相当重要的关系。

姜氏认为，外证虽绝大多数发于体表的皮、肉、脉、筋、骨的一部分，但与脏腑有着密切的联系，脏腑功能失调可导致疮疡的发生。《外科启玄》曰："凡疮疡，皆由五脏不和，六腑壅滞，则令经脉不通而生焉。"正所谓"有诸内，必形于外"，外证发生于外，而其根源与内脏有关。反之，体表的病变也会影响脏腑而致病，这就是病生于内必形于外，形于外之证必及于内。外科病患，形于外，而病根必内连脏腑。

血栓闭塞性脉管炎，中医称为"脱疽""十指零落"，其内在为微血管阻塞、微循环障碍、血液黏稠度变化等，外证可见局部血液循环障碍、肢节坏死、节节脱落（干性或湿性坏疽）。来诊病患多以下肢不适求诊，是外证反应在临床上的主证，外在肌肤的变化又可直接影响内脏。例如，血栓闭塞性脉管炎三期，火毒炽热型，症见瞑目谵语，烦躁不安，便难，溲赤，纳差，以及皮肤趾指的变化。证属邪毒入营，故而在治疗中不仅要注意局部肢体的变化，还应看到内脏的变化，避免阴阳离决的发生。因"热毒"炽盛或因气血不足使毒邪走窜，内攻脏腑，从而蒙蔽心包，扰乱神明，以致出现神昏谵语、"毒气攻心"等危症，甚至发展成"走黄""内陷"等。

以阴阳为纲，如前所述疾病可找出其矛盾的主次，找出病因病机。而辨证论治是治疗中必须掌握的一个基本原则，首先要辨证求因，然后审因论治。在外科疾病中，治则为扶正祛邪与治病求本。

（二）灵活运用补泻，重视邪正关系

一切疾病的过程，都是正邪双方的斗争过程，是由正邪双方斗争力量的消长来决定的。在治疗上最根本的目标就是改变正邪双方力量的对比，使疾病发生转化。如何促使其转化，正确认识正邪消长的关系，在立法中纠正有余或补充不足是重要环节。

扶正——补法：常用益气、养血、滋阴、助阳等。

祛邪——泻法：常用解毒、疏通、化瘀、软坚等。

以上产生于中医治则八法，在外科治疗时又有消、透、托、调等不同原则。在使用时须区别主次，灵活应用。

治病必求于本：是指寻求疾病的根本原因。在内为本，在外为标，用来概括其主次。治病必求于本，本于阴阳。急则治其标，缓则治其本。例如：血栓闭塞性脉管炎患者，患肢（趾）发凉、麻、痛，皮肤苍白或紫暗，趺阳脉消失，一派虚寒之象，全身症状表现为舌暗红，体大而不嫩，苔多黄腻，口渴喜饮，便干溲黄。全身症状属阳热，病机为火毒蕴热于内，寒湿侵袭于外，热与寒湿相互胶结，脉络阻塞。故姜氏认为本病以里热为本为主，外寒为标为从，是一种热极似寒之象。

血栓闭塞性脉管炎患者以内热或湿热为主要因素，内脏蕴热是其实质，因而清热解毒是立法的依据。又因脉络阻滞，而发生血栓、血瘀等，因而通利脉道，又是其治法之一。气血不足是局部的明显体征，病程长，病久必虚，因而益气养血又为立法的组成部分。足部冷、凉、肤色发白，为寒凉，寒者温之，温不仅对寒而言，前面所述，气温则滑，气暖血自运动，故温也是治法中不可缺少的一部分。

姜氏认为，血栓闭塞性脉管炎的治则为温经散寒，清热解毒，通络化瘀，补益气血。温（寒者温之）、清（气凉血自归经）、通（通利脉道）、补（气旺血自滋生），是治疗四肢血管病的立法依据，始终贯穿于治法之中。

《灵枢·官能》曰："理气血而调诸逆顺，察阴阳而兼诸方。"张仲景所著《伤寒论》中提出治阳明有余之证，以调胃承气汤；治太阳不足之证，以理中丸。可见其调理的用意所在。此外，外科虽有急症手术、药物抢救，但术后仍重视调理。

慢性疾病往往由急性病转化，因此在处理慢性病中，要精密诊断，循序治理，调理阴阳气血，津液所偏差，使衰弱的机体的功能得到振奋和恢复，调动内在的抗病力，使邪去正复，达到机体康复的目的。

内因、外因、不内外因，这些致病因素作用于人体可引起人体的功能失调、器质损伤、代谢障碍等，从而产生阴阳、气血、津液、脏腑的病理现象，这些不仅是人体内在的各种不同的综合性病理过程，而且都有各自的特殊证候反映。因刺，姜氏认为，在治疗中既要治病，也要治证；既要注意局部，又要重视整体；要注意外因（寒邪），更要重视内因（内腑湿热），临证时要灵活掌握，抓住本与标，平衡阴阳，做好扶正与祛邪，使人体小宇宙正常平衡运行。

（三）足量用药

姜氏认为，临证用药，犹如用兵，药量必须足量，否则不能转逆为顺，贻误病情。对血栓闭塞性脉管炎三期（火毒炽盛型），只要患者一般情况许可，就可用足量的药量以迅速控制病情，故而姜氏的处方中，红花、玄参各120g，苍术、泽泻各90g，当病情好转时再减量。药物必须直达病所，例如，姜氏医案中附子的用量曾达到120g，对危重之患者加用黄酒送服，借酒之力速达病所，有时对疾病可起到立竿见影的效果。

（四）外治是必不可少的手段

外治疗法是中医学中独特的治疗方法，临床应用疗效显著，收效迅速，安全可靠，副作用少。姜氏中医外科的特点之一就是内外结合诊治外科疾病。姜氏应用外治法，不仅遵古训，且以中医整体观念和辨证论治为原则，运用于临床实践中。外科外用药的临床应用很广泛，外用药品种繁多，但必须辨阴阳，内外合治，经常可起到立竿见影的功效。例如，静脉炎应用油膏或硬膏结合静脉带治疗，疗效较好；而深静脉血栓形成则配合外熏洗之法，见效更快；股白肿、股青肿均可配合外部熏洗；长年不易愈合的下肢溃疡必须内外结合治疗，即使是

30～40年的大面积溃疡或糖尿病足溃疡，伤口也会如期愈合；而"疗毒走黄"（皮肤炭疽之干性坏死部分）必须使用外用药物去其腐肉，才可力挽乾坤，解除病患，使患者恢复健康。

二、常见周围血管病诊治经验

（一）血栓闭塞性脉管炎

血栓闭塞性脉管炎又称为Buerger病，是动静脉同时被累及的慢性周期性、节段性的血管炎症疾病。多为肢体远端的动脉炎性阻塞，引起趾指的循环功能不全。病变常发生于四肢末端，以下肢多见，上肢较少见，内脏血管被累及者极为少见。好发于20～40岁的青壮年，吸烟者居多，90％以上为男性。临床可有浅静脉血栓形成，常常表现为间歇性跛行，静息痛，足趾或整个足的远端苍白、冰冷或皮肤发红，末端坏死或坏疽截肢。足背、胫后、尺或桡动脉搏动消失或减弱。严重感染者可出现全身中毒症状，血栓脱落可引起心、肺、脑、肠等处出现急性栓塞。血栓闭塞性脉管炎早期可归属于中医学"筋病""脉痹"范畴，晚期可归属于"脱疽""脱骨疔"范畴。

1.病因病机

姜氏认为，本病多为脏腑蕴热于内，寒湿侵袭于外，热与寒湿相互胶结，脉络痹阻，冲脉失养，致使营卫不调，阳气不能下达，气血凝滞而成。本病的发生在于脏腑蕴热，寒湿外侵是本病的外因，但寒湿必须要在脏腑蕴热的基础上才能发挥致病作用，否则"正气内存，邪不可干"。而饮食不节、思虑过度、劳倦与情志不畅等因素可致脏腑蕴热，冲脉失养，加上外感寒湿之邪，热与寒湿相互胶结，脉络痹阻，阳气不能布达，即发本病。

《素问·至真要大论》云："诸痛痒疮，皆属于心。"心为火脏，又主血脉、心火胜则脉道滑利，过盛则脉道壅遏，通过不利。加之寒湿外侵，热遇湿则聚，血遇寒则凝，气遇寒则滞，气滞血凝，脉道被阻，气血运行不畅，阳气不能温煦之处则感发凉，血不濡养之处则见皮肤苍白或紫暗、肢端麻痛、步行障碍等。

湿热下注则患肢酸困沉重，湿热集聚所著之处，留而不散，则出现片状或条索状硬结，局部灼热拒按，甚则抱足而坐，彻夜难眠，积久则趾指端坏死溃烂。

肝藏血，主筋，其华在爪，心火盛则引动肝火，火盛灼阴，阴血不足，筋脉失去濡养，则发生患肢痉挛、爪甲生长缓慢，以及干枯不荣等症。且肝由心血引之，人动则血运于诸经，人卧则血归于肝，今心肝俱病，故出现患肢的麻、凉、酸、胀、疼痛及间歇性跛行等症状。正如《素问·五脏生成》云："肝受血而能视，足受血而能步，掌受血而能握。"就是此理，加之情志不畅，肝胆气郁，郁而化热生痰，痰火上扰或气结脉中，瘀血阻络亦为疾病之成因。

血栓闭塞性脉管炎的生理病理、症状和检查等早在两千多年前的中医文献中即有描述，如《灵枢·逆顺肥瘦》记载："夫冲脉者，五脏六腑之海也，五脏六腑皆禀焉。其上者，出于颃颡，渗诸阳，灌诸精；其下者，注少阴之大络，出于气街，循阴骨内廉，入腘中，伏行骭骨内，下至内踝之后属而别；其下者，并于少阴之经，渗三阴；其前者，伏行出跗属，下循跗，入大指间，渗诸络而温肌肉。故别络结则跗上不动，不动则厥，厥则寒矣。黄帝曰：何以明之？岐伯曰：以言导之，切而验之，其非必动。"这段经文说明冲脉的下行支颇与下肢动脉走行一致；其功能（渗诸阳，灌诸精；渗三阴；渗诸络而温肌肉）与血液循环功能相似，其病理改变（跗上不动，不动则厥，厥则寒矣）与血栓闭塞性脉管炎的症状极为相似。因而姜氏认为冲脉失养是血栓闭塞性脉管炎病因病机的重要一环。

2. 临床表现

本病患者男性多于女性，年龄多在 20～40 岁，症状为间歇性跛行，静息痛，足趾或足苍白、冰冷或发红，足背、胫后、尺或桡动脉搏动消失或减弱。足端末梢坏疽，一般分为局部缺血期、营养障碍期和坏死期。

3. 辨证论治

血栓闭塞性脉管炎的辨证，历史颇有争论，治法各异，一派认为本病属虚寒阴疽，病理以肾虚下元亏损为主。另一派认为是由于火蕴脏腑、毒积骨髓而成，辨证以热为主。综合起来看，本病患者局部表现为患肢（趾）发凉、麻、痛、皮肤苍白或紫暗，跌阳（足背）脉消失等，虽属一派虚寒之象，但患者全身表现为舌暗红，舌体胀大而不嫩，苔多黄腻，口渴喜饮或不喜饮，大便干或正常，少见小便清长与便溏，更未见有腰酸遗精、阳痿、耳鸣等肾虚下元亏损的表现，其全身之表现多为阳热征象，故姜氏认为本病病理主要由于脏腑蕴热于内，寒湿侵袭于外，热与寒湿相互胶结，脉络阻塞，冲脉失养，是一种里热外寒的现象，辨证应以里热为本为主，外寒为从为标。

内热和寒湿是本病的主要因素，脏腑蕴热是其实质，热与寒在本病的不同阶段均有表现，但其轻重程度不同。基本上不外乎在局部缺血期表现为寒湿多于热或热多于寒湿；在营养障碍期表现为寒热并重甚或寒热过盛而化火；在坏死期表现为火毒过盛而化燥。在此基础上可有两种转归：一方面，燥盛可以伤阴，甚至出现燥盛生风、脾败胃衰、阴阳离决的严重情况。另一方面，本病经过治疗向稳定或恢复期发展，而出现气血双虚的表现。姜氏在临床上按照寒、热、火、燥、虚的证候将该病划分为五型，以指导处方用药，以使临床同道便于掌握。但应注意各型之证候在各期可互见，对此应灵活掌握，不可拘于一式而影响疗效。

（1）寒湿多于热型

患肢每行则易感困倦无力，患肢麻木寒凉，触之逆冷，脚掌疼痛，遇冷则肤色苍白、疼痛，出现间歇性跛行（行走时突感小腿疼痛，肌肉抽搐，迫使患者跛行和停止行走，疼痛乃消失，但在行走后又可发作），足背动脉、胫后动脉搏动减弱或消失。舌体胀大，质淡红，苔白腻而滑，脉象多沉细。

治则：温经散寒，祛湿通络。

　　方剂：①桂枝加当归汤；②阳和汤加味，适用于兼有脾肾阳虚之证者。

　　（2）热多于寒湿型

　　患肢皮肤发红，约40％的患者可发生迁移性血栓性浅静脉炎，局部有压痛。每行则患肢凉、麻、酸、胀，伴间歇性跛行。口渴思饮，便干溲赤，足色暗红。足背动脉、胫后动脉搏动消失。舌体胀大，色暗红，苔黄腻或白腻，脉多弦滑兼数。

　　治则：清热解毒，通络化瘀为主，佐以益气养血。

　　方剂：①参竹合剂；②1号甦脉饮，偏重于清热解毒；③2号甦脉饮，在1号甦脉饮的基础上加通络化瘀之剂；④桃红四物汤加味，偏重于化瘀清热。

　　（3）寒热过盛而化火型

　　常见于寒热并重，患肢灼热胀痛或喜冷怕热，步履沉重，肤色暗红或红紫溃烂，静息痛明显，彻夜难眠，伴烦燥口渴、便干溲赤。足背、胫后动脉搏动消失。舌体胀大，色紫，苔黄腻多干燥，脉多弦数。

　　治则：清火解毒，通络化瘀，佐以益气养血。

　　方剂：①顾步汤加味；②四妙活血汤加味，适用于寒热并重者。

　　（4）火毒过盛而化燥型

　　患肢喜凉畏热，进行性坏疽，肉腐筋烂，骨损溃脱，痒痛钻心，持续不断，坐卧不宁，甚至意识恍惚，神昏谵语，面色青滞无泽，舌体胀大或缩小，色暗或紫蓝，苔黄燥夹黑，脉弦紧。

　　治则：滋阴降火，化瘀通络，佐以开窍安神。

　　方剂：四妙勇安汤加味。

　　（5）气血双虚型

　　以上数型经恰当处理，患者未发生脾败胃衰、阴阳离决的现象，而是逐渐向好的方向转化，或仅前症被控制而出现邪去正衰的征象，如溃疡疮面久不愈合，面色萎黄，食纳不佳。舌淡，脉弦细。

　　治则：补益气血，佐以清热解毒。

方剂：托里消毒饮。

4. 在血栓闭塞性脉管炎的治疗过程中要解决的几个问题

（1）伤口处理问题

血栓闭塞性脉管炎除重视全身治疗，还要解决局部变化，要采取有效措施，控制病变范围，防止再扩大，设法使疮口早期愈合，这对消除患者痛苦和缩短疗程是重要的一环。临床实践中多数患者和医务人员由于局部处理不当，使病情加重，甚至急剧恶化，不得已而采取截肢，必须引起医务人员的高度警惕。

①伤口换药：换药应禁用腐蚀性药物，每日换药 1～2 次，裸露伤口禁止湿敷，一般用香油纱布，保护疮面，防止感染。有溃疡趾的肢体要防止肢体被压。

②病灶处理：伤口必须无菌操作，清除坏死组织，对于患者虽较痛苦，但能加速伤口愈合，比自然脱落快，可缩短疗程。但必须在感染得到控制、营养状况基本改善后进行。在此基础上以蚕食手术逐渐清除，不要操之过急，以防继发感染。包扎伤口时坏死部分与健康部分要分开。

（2）止痛问题

血栓闭塞性脉管炎是由于脏腑蕴热于内，寒湿侵袭于外，热与寒湿相互胶结，脉络痹阻，冲脉失养所致，因而导致肢体血流不足，这是主要矛盾。虽然出现剧烈疼痛，此乃突出的表面现象，不是主要矛盾。不通则痛，痛则不通。因此通络化瘀，温经散寒，清热解毒，佐以益气养血等，这是本病的立法依据。

此类剧痛，有些严重的影响患者的治疗、休息与康复，所以止痛是治疗中极其重要的一环。止痛应分清寒热，《外科精义》曰："盖热毒之痛者，以寒凉之剂折其热，则痛自止也。寒邪之痛，以温热之药慰其寒，则痛自除矣。"早期未溃或溃疡较少者，疼痛较轻，多由寒湿凝于经络，致使脉络拘急作痛（血管痉挛），宜桂枝加当归汤，重用芍药、甘草以缓其急，再配以温通之品，以散其寒。坏死广泛者，乃毒邪客于经络，应以清热解毒、凉血活血药物，扶正以推邪外出，剧痛可止。剧烈疼痛者，必须采取综合治疗，可适当选用缓解痉挛的药物，或配合电针、药物穴位封闭、腰麻等，配穴以踝关节以上为佳，必要时也可用少量西药，局部感染严重者加抗生素。若因伤口异物或刺激性药物引起的疼痛，可即消除痛因以止痛，但要随时注意患者的全身状况。

（3）熏洗问题

对早期或恢复期者，均可配合适当药物（如健步汤）煎汤温热熏洗患肢，以利于经络的流通，可改善血液循环，促使侧支循环的早日建立，能清除或缓解疼痛和改变皮色。每次 1～2 小时，每天 1～2 次，水温 45℃ 以下。但对患肢"指、趾"有裂口，或形如硬壳者，应严禁熏洗，因为患处有硬壳或裂口者，说明局部血液循环已到了低点，这时加热或水分进入裂口都不易排出，反而增加了感染的机会，可使坏疽加速形成。故中医常讲切忌中水毒。

晚期单纯的坏疽者，可用猪蹄汤趁热熏洗患肢（趾），对加速血流和生肌长肉是有帮助的，但要以病情稳定时使用较妥。

（4）正确处理"扶正"与"祛邪"的关系

血栓闭塞性脉管炎多发于寒冷地区，多为男性，年龄在 20～40 岁之间，大多以受冻、外伤为诱因，病变的血管壁发生炎症，血栓形成并堵塞血管，引起肢体远端缺血，而出现局部发凉、肤色发紫、疼痛、坏死、跛行等。

以前在治疗上，医者强调使用扩张血管药，从实践中发现有的确有效果，但大多数在病情变化上的效果不理想。因为扩张血管解决不了血管壁炎症的问题，也解决不了血液流变学及微循环改善等问题，堵塞越来越重，缺血范围越来越广泛，剧痛坏死及全身中毒表现很难控制，最后为了保全只能整体采取截肢。

对血栓闭塞性脉管炎的"扶正"是提高气血活力，使气血流通，遍布经络，气通血畅可调动机体，提高血管舒缩能力，增加血管动力，加速血流，改善缺血状态，促使患肢侧支循环的建立和修复。扶正是主要方面，在全过程中应贯穿这种思想。

"祛邪"是消除血管炎变的致病因素，使固结于骨节之毒邪泄出。寒、热、火、燥、虚是本病病因病机的转化，也是分型的依据。如寒湿多于热型，以温散之桂枝加当归汤；热多于寒湿型，以清解之参竹合剂等来调节血管炎症的改变，以利于吸收。

"扶正"是调动全身机能，集中优势兵力，重用益气、养血、养阴等药物来防卫外邪。"祛邪"是采取主动进攻，重用通络化瘀、清热解毒等药物来消除疾病的本质。这是一对对立统一的矛盾。必须要灵活掌握，至于什么时候"扶正"，什么时候"祛邪"，可根据病情发展中正邪斗争的情况来决定。如缺血期寒湿多于热型和热多于寒湿型，扶正兼以祛邪；营养障碍期寒热过盛而化火型，祛邪兼以扶正；坏死期火毒过盛而化燥型，则以祛邪为主；恢复期气血双虚型，以扶正为主。除此之外，也必须注意局部与全身的关系，时刻注意固护脾胃功能，有利于本病的治疗。

（5）预防与护理

①情志护理：本病疼痛日久，甚至有濒死之感，易于复发，造成患者精神上的负担，因而必须向患者反复说明，正确引导，要树立信心，要关心、体贴患者的痛苦，要稳定患者的情绪，尽量使之精神愉快。要鼓励患者积极配合，坚持服药，定期复查，对巩固疗效和防止复发有着重要的作用。

②严禁吸烟：吸烟除能引起微血管痉挛外，还能引起血流缓慢，和血液黏稠度增加，使肢体缺血加重，从而加重病理过程。

③患肢防寒保暖：寒冷季节患肢应穿着合适的衣袜，冬季应避免受凉。预防摩擦，防止出现溃破，室温应保持在20℃左右恒温。每晚用温水洗脚，用清洁毛巾揩干，尤其趾间要保持干燥。有足癣者尤应防止感染和溃疡。

④患肢要避免外伤，根据病情轻重保持适当的肢体功能锻炼，以促进血液循环和防止肌肉萎缩。

⑤药食同源，医膳互补。忌食膏粱厚味，辛辣炙煿之品。宜吃易于消化的营养品。尽量以低脂肪、低热量的清淡饮食为宜。忌烟、酒、浓茶、咖啡等刺激性饮料。注意饮食调节，也是配合治疗的重要一环，正所谓"三分药，七分养"。

⑥注意观察患肢皮肤的颜色、温度和足背动脉搏动情况，以及坏疽范围大小等的变化。

（二）血栓性静脉炎

血栓性静脉炎是指静脉内腔的炎症，同时伴有血栓形成，临证多以发生部位的不同而有不同的命名，如发生在胸腹壁，属"胸痹"范畴；浅静脉血栓性静脉炎或游走性血栓性静脉炎，则多在下肢，属"赤游丹""流火""青蛇毒"范畴；而深部血栓性静脉炎属"游风""大脚风""恶脉""筋瘤""股白肿""股青肿"等范畴。静脉血栓可发生在身体各个部位，相应产生不同的症状和演变。

1. 血栓性浅静脉炎

临床多发，本病与感染、外伤、静脉内长期置管、注射高渗溶液和硬化剂、长期卧床者、术后恢复期患者、血液凝固性增高等因素有关。位于小腿的浅静脉离心较远，壁较薄，静脉曲张严重，血栓性浅静脉炎多见于下肢。此病属中医学"赤游丹""流火""青蛇毒""胸痹"等范畴。

病因病机：多为湿热下注，湿热流注经脉，湿热搏于脉中而为血闭，闭而不通，不通则痛，留而不去，筋脉瘀结而气血凝滞，湿毒稽留，血行泣滞则发病。

（1）湿热型（急性期）

患肢肿胀、重坠，皮色暗红，灼热疼痛，浅静脉曲张，经络上有红色或暗紫色柱状条索状肿物，触之发热，压痛，呈节段性反复发作，全身症状较轻，或伴发热，口渴不思饮，患肢肿胀，行动困难。舌红，脉弦或滑。

治则：清热利湿，和血化瘀。

方药：参竹合剂、1号甦脉饮。

外治：铁箍散膏外敷，病变广泛者可用内服药渣熏洗或外敷患处。

（2）瘀滞型

病程长，肢体肿胀，疼痛，无灼热感，皮肤发白或紫青，全身易疲倦，活动后患肢沉重，色紫加重。舌质暗或有瘀斑，苔白厚，脉弦涩。

治则：清热燥湿，通络散结，活血化瘀。

方药：桃红四物汤加味。

外治：铁箍散膏外敷，加绷带包裹。

2.胸腹壁血栓性浅静脉炎

此病属中医学"胸痹痛""胸痹"范畴。

病因病机：姜氏认为，邪搏于筋，则为筋挛；搏于脉中，则为血闭，不通则痛；搏于肌肉，与卫气相搏，留而不去，则为痹。痹着不通，筋脉瘀结，气血凝滞。"气血以流，腠理以密，气血内乱，两气相搏。""气为血帅，血为气之母。"气血有着辨证的关系，气滞血瘀则发病。血液之所以能循经脉运行，主要是宗气。血管病患者之所以痛，主要是不通。"客于脉外则血少，客于脉中则气不通。"故猝然而痛。七情六淫为内外因，饮食饥饱易伤气，劳碌思虑易伤力，阴阳违逆，都可为病因。

气和血是人体生命活动的动力和源泉，既是脏腑功能的反映，也是脏腑活动的产物。气血的发生和演变互为因果，关系密切。故有"百病皆生于气""气滞血亦滞，气行血亦行，气脱血亦脱"之说。

胸为阳位，胸中气塞，阳气不和，阴邪上逆，阴乘阳位，胸阳不能外达而致胸闷、气短。

症状：发病急，发热，心悸，胸闷，气短，眩晕，乏力，局部疼痛，有时顺血管蔓延。本病有些病例范围较广，腋静脉和锁骨下静脉闭塞，随之向胸部和下肢蔓延。静脉隆起处淋巴结相应较肿大，呈条柱状或条索状坚硬筋脉隆起，最长40cm，胸腹均有，最多可有5条，色暗红或皮色不变。舌质暗，苔薄白或厚腻，脉沉细或细涩。

治则：清热利湿，通络化瘀，温阳理气。

方剂：桃红四物汤加味。

加减：气滞血瘀者，上方加生黄芪、香附；需软坚散结者可加夏枯草、紫草；肝郁气滞者加川楝子、郁金；胸阳不振者加瓜蒌、薤白；寒阻脉络者加附子、干姜。

3.游走性血栓性浅静脉炎

游走性血栓性浅静脉炎又称原发性血栓性浅静脉炎。可能与感染、过敏、血凝过高、代谢等有关，个别病例可转为血栓闭塞性脉管炎。

症状：下肢足背、趾部浅在静脉经络上发生柱状条索状硬块，患肢肿胀不消，昼轻夜重，红肿热痛，局部压痛，伴轻度全身寒热之征，常反复发作。上肢及内脏少见。

治则：健脾利湿，解毒化瘀，活血通络。

方药：参竹合剂。

外治：铁箍散膏外敷。

4.深静脉血栓性静脉炎

深静脉血栓性静脉炎又称为深静脉血栓形成，中医称为"股白肿"或"股青肿"。与《医宗金鉴》中"腿游风""恶脉""脉痹"的记述类似。

病因病机：本病形成多为寒湿凝滞筋脉，气血内乱，气滞血凝，气血瘀滞，脉络滞塞不通所致。

症状：多有患肢疼痛，肢体肿胀，患肢沉重坠胀，皮温升高或寒冷感觉，浅静脉曲张，直立或下地活动后肿胀加重，有呈白色者称股白肿；有呈紫色者称股青肿（反射性动脉痉挛而缺血，静脉回流受阻的结果）。沿股部血管有压痛，动脉搏动正常，但髂股静脉广泛血栓时，上述症状急骤而严重，出现高烧、寒战，甚至休克，患肢几天内可出现不同程度的坏疽，此为湿热阻碍气血，痹阻脉络，灼伤营血所致。

（1）寒湿瘀结型

患肢肿胀冰冷，肤色苍白不泽，股血管处压痛，身热倦怠。舌暗红，苔白腻而滑，脉沉细。

治法：温经散热，通络化瘀。

方药：①甦脉饮；②桂枝加当归汤。

（2）气血瘀滞型

肢体活动后肿胀，疼痛加重，有硬结日久不消，皮色暗紫，股青肿。舌质红绛或紫暗，苔薄白，脉多沉细、滑。

治法：通络化瘀，清热利湿。

方药：桃红四物汤加三妙汤，配防己、地龙。

外用：阳和解凝膏外敷。

（3）湿热壅阻型

髂股静脉炎，发病急，患肢高度肿胀，疼痛，皮色紫红，髂股部可触及血管硬结，压痛明显，皮肤触之灼热疼痛，伴发热、口干、溲赤、便秘。舌红，苔黄腻，脉弦数。

治法：清热利湿，活血逐瘀。

方药：三妙汤加防己。

（三）多发性大动脉炎

多发性大动脉炎，又称无脉症、缩窄性大动脉炎、主动脉弓综合征，主要是指主动脉及其分支的慢性、进行性、闭塞性炎症。属中医学"无脉症""心痹""脉痹""眩晕""虚损""血瘀"等范畴。西医认为与梅毒、结核、风湿、类风湿等感染灶引起的变态反应有关，或属自身免疫性疾患，常有心、脑、肾、肺等中大动脉发生炎症，而致血管狭窄闭塞。临床表现为侵犯多个脏器，桡动脉搏动消失，且患肢血压测不到，肢体缺血，脑缺血，健肢血压升高，或下肢趺阳脉单侧或双侧消失，有发热恶寒或低热颧红，亦有关节肿痛。

1.病因病机

心之痹，脉不通。心主血，肝藏血，脾统血，三者与人体血液循环密切相关。肾为先天之本，脾为后天之本，肝肾同源，胸阳不振，脏腑功能失调，外邪（风、寒、湿）趁虚而入，心肾阳虚或肝肾阴虚而致气血两亏，气滞瘀阻，脉络不通而致病。

2. 辨证论治

（1）气血双虚，脉络痹阻型

主症：肢体沉困无力，发凉、疼痛、麻木，患肢脉搏消失，血压降低或测不到，健肢血压正常，颈部、腹部末闻及血管杂音，二便正常。舌淡红，苔薄白。

治则：补气补血，温经通络。

方药：逐痛汤。黄芪、当归、天花粉、肉桂、延胡索、车前子、秦艽、牛膝。

加减：伴头昏眼花者加桑叶、菊花、川芎。

（2）气虚络阻，清阳不升型

主症：头昏，记忆力差，眼花，视力减退，甚至失明。肢体活动时易疲劳（以上肢为重），伴疼痛、发凉、发麻。上肢血压测不到或降低，口干，便稍干。舌红，苔薄黄。

治法：益气升清，通络化瘀。

方药：参竹合剂。

（3）肝肾阴虚，脉络不通型

主症：眩晕，头痛，耳鸣，多梦，烦躁，心悸，口干，腰膝酸痛，肢体乏力（以下肢为重），皮肤触之发凉、疼痛，或有间歇性跛行，下肢血压测不到，上肢血压增高，便干溲黄。舌暗红或绛，苔少或无。

治法：滋阴降火，活血通络。

方药：1号甦脉饮。

加减：血压高、视力减退者，可酌加决明子。

三、常用方剂

（一）用于血栓闭塞性脉管炎寒湿多于热型

初期阳虚，寒湿外侵，热遇湿则聚，血遇寒则凝，气遇寒则滞，经脉凝滞致阳虚日甚，气血津液运行失畅，津液留滞，血脉停滞瘀阻，脉道闭塞不通。

1. 桂枝加当归汤

功效：温经散寒，祛湿通络。

组成：桂枝、附片、丹参、威灵仙、地龙、红花、牛膝、鸡血藤、赤芍、白芍、当归、甘草。

方解：桂枝辛温入血分，可除肢节间血滞，温经通阳，助附子温通行痹，益气活血，配白芍调和营卫，活血通络。附子能通十二经，为温热峻药，性善走，走则温布全身，能荡涤经络血管之浊瘀湿寒，使经络得以温暖，选用附子能温之、散之、通之，所以本方用之温阳散寒，通络止痛，故附子有乱世良将之称。丹参活血祛瘀，凉血清热，消肿止痛，以畅血行，以其一物具四物而用，具有增加冠状动脉血流量，改善心肌缺血，镇静，降低血压，降低胆固醇，抗菌，降血糖（作用持久），抗血栓，抗血小板聚集，改善微循环等作用。威灵仙祛湿浊，祛风，通行十二经，具有抗炎镇痛的作用。当归、红花、鸡血藤、赤芍养血活血，使瘀化血行。当归味甘、辛，性温，有补血和血，止痛，润燥滑肠的作用，可扩张冠状动脉，增加血流量，抗菌，抗贫血，降糖，与桂枝合用能解肌合营，调和气血，活血止痛。红花活血化瘀，有抗血栓的作用。鸡血藤活血补血，通络止痛。赤芍活血通络止痛。牛膝为引经药，祛湿，强筋壮骨，抗血栓，益肾补肝。白芍、甘草配伍即《伤寒论》之芍药甘草汤，具有补血和中，解痉止痛，为仲景治疗腿脚挛急的专方，本处正是此症而用。白芍有时用量达120g，可抑制血小板聚集，镇痛，抗血栓。地龙搜风剔络，软坚散结，通络开隧，抗血栓。吴鞠通曰："走者走络中血分，可谓无微不入，无坚不破。"甘草和中解附子毒性，止痛。

2. 阳和汤加味（《外科证治全生集》）

功效：温经补虚，散寒通滞。

组成：熟地黄、炒白芥子、鹿角霜、肉桂、炮姜炭、炙麻黄、地龙、炙甘草、党参、黄芪、当归、赤芍、牛膝、鸡血藤。

方解：熟地黄为君，大补阴血。炒白芥子祛皮里膜外痰湿，散结，痰湿重者可加量。鹿角霜以有形精血之属，以助熟地黄生精补髓。寒者热之，肉桂、炮姜炭、炒白芥子、炙麻黄通阳破结，温散寒痰。肉桂入营；炙麻黄宣肺达卫；炮姜炭能入血分，可引熟地黄、鹿角霜直入病所，能温中散寒，行气和血。党参、黄芪、当归培补气血，益气活血，帅血行气，行气逐瘀。赤芍、鸡血藤行血活血，通络止痛。牛膝引药下行，抗血栓。地龙通经络，破瘀积，活血逐瘀，搜风剔络，抗血栓。炙甘草调和诸药为引，抗心律失常。诸药合用则寒去阳和，阴霾自散。

（二）用于血栓闭塞性脉管炎热多于寒湿型

1. 参竹合剂

功效：清热解毒，通络化瘀，佐以益气养血。

组成：黄芪、党参、当归、金银花、香附、川续断、皂角刺、穿山甲、竹沥、生姜、赤芍、白芍、甘草。

方解：邪深日久，瘀而化热，气血不足，故以黄芪、党参、当归培补气血，益气活血，温通行痹；金银花清热解毒；香附理气化瘀，活血行气温经；川续断壮筋骨；皂角刺、穿山甲是软坚散结常用药物，能通经络，破瘀积，软坚散结，活血逐瘀，二药均有走窜经脉、直达病所之性；竹沥清热利水，蠲化痰浊，使心肝之火无所依附；生姜温阳解热镇痛；赤芍、白芍活血行气止痛；甘草和中止痛。

2. 1号甦脉饮

功效：偏重于清热解毒，通络化瘀，滋阴降火。

组成：当归、玄参、泽兰、紫草、夏枯草、赤芍、金银花、郁金、甘草。

方解：当归活血化瘀；紫草、赤芍活血通络，清热止痛化瘀；泽兰祛湿通络化瘀；金银花清热解毒；玄参软坚散结祛瘀；郁金开胸理气祛瘀；夏枯草软坚散结，活血抗炎；甘草和中；玄参、赤芍有逐血痹、通血脉等作用，此处取其养阴行血之用。

3. 2号甦脉饮

功效：偏重于通络化瘀。

组成：1 号甦脉饮加丹参、三棱、莪术、独活、地龙、乳香、没药。

方解：三棱、莪术通络化瘀；乳香、没药活血止痛；丹参活血祛瘀，排脓止痛，可增加冠心血流，改善心肌缺血，增强血流，镇静抗菌；地龙是虫类药，有破瘀积逐瘀阻之用；独活引经，除痹通络。

（三）用于血栓闭塞性脉管炎寒热过盛而化火型

1. 顾步汤加味

功效：清火解毒，通络化瘀，佐以益气养血。

组成：金银花、紫花地丁、蒲公英、野菊花、重楼、当归、赤芍、白芍、丹参、鸡血藤、桃仁、红花、丝瓜络、党参、黄芪、石斛、玄参、甘草。

方解：方用五味消毒饮，清热通络，凉血化瘀；加用党参、黄芪、当归活血行气，补血益气；桃仁、红花、丹参、鸡血藤养血活血，通络化瘀，清热；丝瓜络通络祛瘀；玄参软坚通络，散结化瘀去栓；黄芪、桃仁还具有抑制血小板聚集的作用；石斛养阴；甘草和中。

本方大部分属益气养阴活血之品，此类药物具有调节免疫，改善高凝状态，抑制血小板聚集等作用。痛甚或意识恍惚者，可用黄酒 1 斤，将上药浸泡 10 小时，加水 500mL，水煎服。

2. 四妙活血汤加味

功效：清热泻火，活血通络，益气养阴。

组成：金银花、连翘、紫花地丁、黄芩、黄柏、玄参、延胡索、桑寄生、防己、黄芪、当归、贯众、漏芦、郁金、丹参、赤芍、牛膝、生地黄、牡丹皮、红花、蒲公英、甘草。

方解：金银花、连翘、紫花地丁、蒲公英、黄芩、黄柏清热解毒，泻火通络；玄参、丹参、赤芍、红花活血通络，泻火散结，凉血化瘀；生地黄、牡丹皮益气养阴；延胡索软坚止痛；生地黄、玄参、赤芍有逐血痹，通血脉的作用，此处取其养阴行血，意在"增水行舟"；更以桑寄生、牛膝养血，滋补肝肾；防己利水清热消肿，燥湿通络；郁金理气除瘀；黄芪、当归益气活血祛瘀；贯众、漏芦通络；甘草解毒，兼能调和诸药。

（四）用于血栓闭塞性脉管炎火毒过盛而化燥型

四妙勇安汤加味

功效：滋阴降火。

组成：玄参、当归、金银花、何首乌、黄精、郁金、泽兰、紫草、夏枯草、石斛、甘草。

方解：玄参软坚散结；当归活血补血滋阴；黄精滋阴补血；何首乌补血凉血；泽兰性苦，辛温，归肝脾二经，行水消肿，通络祛瘀，有改善微循环的作用，可抗血栓，强心；紫草活血祛瘀；夏枯草软坚散结，通络逐瘀；石斛养阴，生津降火；郁金理气行气；金银花清热解毒；甘草和中。

注意：脾败胃衰者慎用。

（五）用于血栓闭塞性脉管炎气血双虚型

托里消毒汤

功效：补助气血，托毒消肿。

组成：党参、黄芪、白术、当归、云茯苓、白芍、川芎、金银花、桔梗、白芷、皂角刺、生姜、甘草。

方解：本方党参、黄芪、白术、云茯苓、甘草健脾补气；当归、白芍、川芎补血行瘀；白芍、甘草量大可止筋痛；金银花、桔梗、白芷解毒消肿；白芷可止痛，尤益于气血双虚者；皂角刺可攻坚穿透，可通脉络。

此方性平和，气血俱虚，营卫不和者，可长期服用本方。

（六）外用药

猪蹄汤

以猪蹄一只，水六碗，煎软，去油腻，放入当归、白芷、黄芩、蜂房、防风、花椒、甘草、葱白再煎，洗伤口。

功效：具有消风散肿，脱腐止痛，去腐生肌，疏通气血，解毒去斑的作用。

四、典型病案

【病案1】

高某，男，45岁，职员，1972年初诊。

主诉：左下肢麻木，行走乏力2年。

现病史：患者2年前发现左下肢行走多时易感乏力，左下肢麻木，皮肤有冷痛寒凉感觉，有时脚掌心亦疼痛，时而出现间歇性跛行。行走时会突感小腿肌肉抽搐，停止行走后缓解，但行走后又会发作。冬季左足及小腿常常皮肤苍白，冰冷疼痛。平素怕冷畏寒，不喜活动，纳食尚可。曾在医院多次做检查示：血管末端循环不好，个别小动脉管腔狭窄。腰椎X线片已排除腰椎疾患。虽服用药物，但效果不佳，遂来门诊就诊。

检查：形体消瘦，精神欠佳，左下肢比右下肢稍显细，但未见明显肌肉萎缩。左足趾甲增厚变形，足趾疼痛。左足背、胫后动脉搏动减弱，纤细无力。血糖、白细胞化验均正常。舌淡胖大，淡红而滑，脉沉细。

中医诊断："筋病"，寒湿多于热型。

西医诊断：血栓闭塞性脉管炎（左下肢）。

治法：温经散寒，祛湿通络。

方药：桂枝加当归汤。

桂枝15g，附片15g，丹参30g，地龙15g，木瓜15g，红花15g，牛膝15g，鸡血藤60g，赤芍、白芍各30g，威灵仙15g，甘草15g。

治疗过程：1周后复诊，行走时间稍延长，但仍有间歇性跛行及足掌心疼痛，足趾疼痛，皮肤感冰冷。将前方附子用量改为30g。

1个月后复诊，患者诉怕冷消失，间歇性跛行亦消失，小腿抽搐感偶尔发生，舌体不胖，足背、胫后动脉搏动已恢复。前方去威灵仙，鸡血藤改为30g，附子改为10g。经服药3个月，患者症状彻底消失，恢复正常工作。

【点评】

附子能荡涤经络血管之浊瘀湿寒，使经络得以温暖，故而加大量后，患者怕冷症状改善，正符合《素问·阴阳应象大论》所言："形不足者，温之以气；精不足者，补之以味。"气得温则动，微循环得以改善，症状渐得缓解。桂枝和营通阳，利水下气行瘀，具有镇痛，扩张皮肤血管的作用。附子、桂枝二者合用，能祛寒胜湿，温通四末，温阳行瘀，益气活血，镇痛镇静，调节微循环，扩张下肢血管，因而能改善患者的血管症状。芍药甘草汤为《伤寒论》中仲景治疗腿脚挛急的专方，临床常用其解痉挛止痛，对腓肠肌痉挛的疗效显著。木瓜舒经活络，兼能化湿；桂枝、白芍理血通络；丹参、红花、赤芍、威灵仙、鸡血藤均能活血通络；威灵仙通行十二经；鸡血藤还有补血之用；牛膝祛湿引经；地龙通络开隧。全程均用温通清补，症除病愈。

【病案2】

魏某，男，38岁，汽车司机，陕西省地质局。

主诉：右脚趾冷痛坏死半年余，加重3个月。

现病史：患者于1968年开始右小腿反复出现红肿块，继后每行走不久则患肢凉、麻、酸、胀，间歇性跛行，次年右脚趾冷痛加重，湿性坏死，彻夜难眠，抱膝而坐，意识恍惚，加重三月余。多处医院建议截肢，患者于1969年8月来中医院求诊。

体查：体弱面滞，右小腿肌肉萎缩，右踇趾湿性坏死，大量分泌物。右足背及胫后动脉搏动消失。舌胖大色暗红，苔白厚腻，干燥少津，脉弦数。

中医诊断：右下肢"脱疽"，寒热过盛而化火型。

西医诊断：血栓闭塞性脉管炎（右下肢）。

治法：清热解毒，通络化瘀，佐以益气养血。

方药：顾步汤加味。

金银花60g，紫花地丁30g，蒲公英30g，野菊花30g，重楼15g，当归30g，赤芍、白芍各30g，桃仁15g，红花15g，丝瓜络10g，党参

30g，黄芪 30g，石斛 30g，玄参 30g，甘草 30g。

上药用黄酒1斤浸泡十余小时后，水煎内服，每日1剂，每日2次，早晚分服。

治疗过程：3个月后症状显著好转，上药剂量减半，疼痛减轻，可以卧床休息，足趾经清创后已无脓血，颜色转鲜亮，足背、胫后动脉触之微弱可及。半年后继服前药，去清热解毒之五味（金银花、紫花地丁、蒲公英、野菊花、重楼），加用泽兰，可以步行，症状消失，足趾恢复正常，恢复司机工作。随访7年未复发。

【点评】

此案为脱疽之寒热过盛而化火型（即血栓闭塞性脉管炎）。故而临床首先以五味消毒饮清热解毒，用此可祛湿邪，有清热通络，凉血化瘀之效。党参、黄芪、当归活血，补益气血；桃仁、红花、丹参、丝瓜络凉血通络；玄参软坚散结；石斛、玄参有养阴之效，也为阴中求阳；甘草和中。芍药甘草汤是止痛之祖方。黄酒浸用，取其速达病所之功。全方阴阳兼顾，清、温、通、补均有其用，故而对血栓闭塞性脉管炎有效。

【病案3】

王某，男，45岁。

现病史：患者发病急，高热寒战，右下肢很快出现瘀紫，高度肿胀，疼痛辗转，尤以静息痛明显。伴神志不清，谵语烦躁，口渴，便结，尿黄。

检查：体温 38.9℃，右下肢瘀紫肿胀，疼痛，喜凉怕热，右侧足背及胫后动脉搏动消失，足趾感觉迟钝，肿如熟枣。舌绛苔厚腻，脉弦数。

中医诊断："脱疽"，火毒过盛而化燥型。

西医诊断：血栓闭塞性脉管炎（右下肢）。

治法：清热醒阳，行气逐瘀，开窍安神。

方药：顾步汤加减。

金银花 60g，紫花地丁 30g，蒲公英 30g，野菊花 30g，重楼 15g，当归 30g，赤芍、白芍各 30g，桃仁 15g，红花 15g，丝瓜络 10g，党参 30g，黄芪 30g，石斛 30g，玄参 30g，甘草 15g，土鳖虫 12g，僵蚕 12g。

先内服至宝丹 1 粒，继则服上药 1 剂。之后，上药用黄酒 1 斤浸泡十余小时后，水煎内服，每日 1 剂，每日 2 次。

外治：外用上药之药渣加芒硝 100g、花椒 50g，外敷患肢。

治疗过程：经治疗 3 天后，患者神志改善，谵语烦躁已止，高热寒战解除，患肢仍肿胀，但皮肤瘀紫稍减轻，仍以顾步汤服用，1 周后疼痛渐减轻，肿胀也相应减轻。后继服药 1 个月后，肿痛消失，小腿腓肠肌处 41cm 减至 34cm，皮色转为正常肤色，踇趾色泽正常，但有时有刺痛，行走时间长则小腿有抽筋感觉，又坚持服用中药（金银花 30g，玄参 30g，泽兰 15g，黄芪 30g，党参 15g，土鳖虫 10g，甘草 10g），半年后痊愈。随访 5 年未复发。

【点评】

患者高热寒战，发病急骤，是邪毒浸淫肌腠，壅塞脉道。治宜清热醒阳，开窍安神。首用至宝丹 1 粒，以开窍镇痉，继服顾步汤，重在清热利湿，用五味消毒饮等清火解毒之重剂，以解火毒入营，祛邪清热。当归和血活血；赤芍、白芍、桃仁、红花、丝瓜络活血通络祛湿；党参、黄芪补气活血，提高防卫能力，帅血行气逐瘀，调节血液循环；石斛养阴；玄参软坚通络，有滋阴降火的作用；甘草和中；土鳖虫、僵蚕搜风镇惊。另用黄酒浸药，使药效加速入经以祛邪。外敷中药，可促进患部组织的水分渗出体外，能减轻肿胀组织对血管的压迫，减轻血管回流阻力，有利于水肿消退。

【病案 4】

张某，男，20 岁，解放军战士。

主诉：双下肢肿胀疼痛 5 天。

现病史：患者因工作在水中浸泡 3 天余，随即发现双下肢高度肿胀、疼痛，皮色紫暗，压痛明显，伴发热，口干，不思饮，尿赤，便秘，神志淡漠。发病后 5 天入院。曾用扩血管药物、输液等，效果不佳，遂请中医会诊。

检查：双下肢紫暗，肿痛严重，皮肤触之灼热疼痛，髂股部血管呈条索状硬结，压痛明显，足背胫后动脉搏动弱，双下肢股部在髌骨上 15cm 处测左侧为 52cm，右侧为 55cm。多普勒超声阻抗静脉血流图提示：双下肢静脉回流受阻。舌红，苔黄腻，脉弦数。

中医诊断：股青肿，湿热壅阻型，湿热入营。

西医诊断：髂股血栓性静脉炎（双下肢）。

治法：清热利湿，活血逐瘀。

方药：当归 30g，玄参 30g，酒黄柏 30g，牛膝 15g，金银花 30g，苍术 15g，泽泻 30g，红花 30g，甘草 30g。

治疗过程：3 天后复诊，患者诉效果不佳，双下肢仍黑紫、触痛。西医主张截肢，患者不同意手术。上方用量加大，改为：玄参 60g，牛膝 30g，苍术 30g，泽泻 60g，红花 60g。

又 3 天后三诊：患者诉双下肢仍肿胀疼痛，皮肤触之灼热减轻，舌红，苔厚腻。前方用量继续加大，改为：玄参 120g，牛膝 30g，泽泻 90g，苍术 90g，红花 120g，加防己 15g、地龙 30g。经服用 3 剂后，嘱药渣配芒硝 150g、花椒 100g，煎水熏洗双下肢。

3 天后四诊：下肢浮肿明显消退，皮色转润，1 周后肿消大半，药物即刻减量，又复用前方。2 周后肿消，髌骨上 15cm 处测左侧为 43cm，右侧为 47cm，皮色正常，可以行走，渐复正常。

【点评】

深静脉血栓形成多因寒湿火毒等外因诱发，多为湿热下注，流注经脉，血闭不通，湿毒稽留，血行气滞而发病。邪有盛衰，机体有虚实不同，在临床上邪正俱实者以祛邪为主。本案患者发病急，年轻素体尚可，可谓正气尚足，但在冷水中浸泡 3 天之久，必有水毒入内，寒湿之邪侵犯筋脉，其来势凶猛，气血内乱，气滞血凝，脉络滞塞不通，湿邪瘀阻，瘀而化热，热邪入营，冲脉失养，而出现全身症状。因而在治疗中使用清热利湿、活血逐瘀之法，以酒黄柏、金银花清热解毒；三妙汤加防己是治疗湿热下注、腿脚肿痛的良方，尤其加入防己，更能增加清热消肿之力；当归和血行血，滋阴降火；玄参软坚散结，祛瘀通络；红花活血破瘀；泽泻利水祛瘀；牛膝祛湿引经；苍术味微苦，气芳香性温燥，醒脾助运，疏化水湿，故而此方中应用苍术不仅能运脾，还能燥湿，疏化水湿。《素问·至真要大论》曰："诸湿肿满，皆属于脾。"玄参与苍术合用，可更进一步加强运化脾湿的作用。全方共奏清热利湿、活血逐瘀通脉之效。

但初期用药剂量较小，病重药轻，药力与病邪相攻，药力不胜，故疗效不显。最后药达极量，且以外用药配合，才开冰释冻，取得疗效。回顾病史，临床用药必须足量，才可取效。此类危症，不仅是单纯静脉受累，且动脉、淋巴回流等均受阻碍，故而皮肤紫红，高度肿胀，疼痛不已，甚而足背动脉、胫后动脉搏动减弱。邪毒入营，故神志淡漠。故而在治疗时要全面观察，仔细辨证、立法，方药要稳、准、狠，以祛邪外出，才能转危为安，临床方能取得满意疗效。

第三节　相关论著

治疗脱疽应注意的几个问题

姜树荆，阴沁伟

（《陕西中医》1992 年第 13 卷第 10 期）

中医之"脱疽"相当于西医之动脉闭塞性疾病。这里指的主要是血栓闭塞性脉管炎、肢体动脉硬化闭塞症、糖尿病性坏疽等慢性周围血管疾病。在临床上往往是虽然诊断已经清楚，但是在治疗过程中却因为经验不足，或重视不够，或处理不当而导致不良后果。这里所述的正是我们经常遇到的几个问题，必须引起注意。

1. 本病除重视全身治疗外，伤口的处理亦必须采取有效措施，这对消除患者痛苦和缩短疗程是很重要的。

（1）伤口换药

换药应严格掌握无菌操作。可是有的医生认为反正是感染伤口，不予重视，而致伤口感染反复加重。对有刺激性或有腐蚀性的药物，更要注意适应证和使用时机，有的医生经常滥用，反而加重了血管收缩，加速了肢体的坏死。在使用中药粉剂的同时，还要特别注意正确使用软膏剂，用不好同样会加重伤口的感染、坏死。

（2）坏疽清除

及时、适时、正确、有效地清除死骨及坏死组织，是临床治疗"脱疽"关键的一环。然而，在对待这个问题上却有两种偏激态度，一种是过早清除，一种是过晚清除。过早，正值病情进展阶段或有严重感染，清除不但无效，反而增加了危险。过晚，则贻误了清除时机，延长了疗程，也增加了患者的痛苦，或成为病情恶化的条件。那么，清除是一次清除，还是多次清除，怎样清除呢？这还是要根据病情、患者的意愿及医生的经验水平而定。

2. 止痛药的使用

剧烈疼痛不仅影响着患者的精神、睡眠、食欲和营养，而且也影响着治疗效果。然而，在对待如何止痛的问题上，也持有两种态度。其一，是患者一疼痛就打针、吃药，过多使用止痛药。其二，是看着患者疼痛也不给打针，吃药，过少使用止痛药。前者容易成瘾，影响治疗效果；后者容易增加患者痛苦，同样也影响治疗效果。二者均不可取。

中药止痛应当分清是寒是热，为虚为实，有瘀有毒，并按祛除病因而立法用药。然而，其止痛作用缓慢，不易立刻见效。故借助西医止痛药是必要的，如强痛定（布桂嗪）、杜冷丁（哌替啶）等。正确、合理使用这些药物，不仅没有危害，而且有利于治疗。值得警惕的倒是有的医生或患者滥用止痛药而造成不良后果。

3. 熏洗疗法的应用

熏洗疗法适应于早期和晚期的患者。其作用能温经通络，活血化瘀，通利血脉。按西医角度讲，能改善患肢的血液循环，并促使侧支循环建立，能提高患肢温度，有缓解或消除疼痛的作用。所以，熏洗疗法是外治法中治疗"脱疽"的一种简便有效的方法。但是，在使用时值得注意的是：①药液温度不宜太高，熏洗时间不宜过长；②对于患趾（指）有裂口，或形成硬壳者，应列为禁忌。

晚期坏死组织已清除或已脱落的创面，外用熏洗法，除了具有上述作用外，还具有清热解毒，促进伤口生肌长肉的作用。但是应当注意的是，在病情已稳定的情况下方能使用。

4. 预防及护理的意义

（1）加强锻炼

加强体育锻炼，改变身体素质，提高抗病能力。正如《内经》曰：

"正气内存，邪不可干。"这是预防和延缓"脱疽"发病的根本措施。然而，一旦发病以后，整体锻炼和患肢功能锻炼在整个治疗中仍占有重要地位。可是有些医者忽视了这一问题而一味追求有效药物，这是脱离实际的。

（2）严防寒冷

严防寒冷，在预防"脱疽"病的发生中有着重要的意义。因为过度的寒冷可使机体防御能力降低，血脉（血管）容易受损，易发生功能紊乱而带来后患，对于患肢的保暖那就更重要了。这点必须向患者反复说明，这对巩固疗效和防止复发有着重要的作用。

（3）严禁吸烟

严禁吸烟，根据临床观察，吸烟确实能使病情加重。现代医学实验证明，吸烟能使周围血管收缩，而我们的治疗是要让血管扩张，这正好与吸烟效应相反，所以临床上往往疗效不满意或反复加重，均因患者不断吸烟而使疼痛不止，影响疗效。

（4）注意患肢卫生

注意患肢卫生，避免外伤和挤压，也是精心护理患者的内容之一。因为这些都是生活细节，往往不易引起注意，然而一旦有了小的损伤或感染，又不能及时求治，会造成难以拯救的后果。

中医药治疗血栓闭塞性脉管炎
132 例临床观察

姜树荆

（《陕西中医》1980 年第 1 卷第 6 期）

血栓闭塞性脉管炎是一种进行缓慢的动脉和静脉节段性炎症性病变，治疗比较困难。我院自 1959—1977 年来坚持中医中药治疗，取得初步疗效。现将资料较完整的 132 例临床观察报道如下。

一、临床资料

132 例中，男性 125 人，女性 7 人；年龄最小者 18 岁，最大者 69 岁；工人 68 人，农民 21 人，干部 43 人；病程最短者 1 个月，最长者 12 年；病变多在下肢，也有累及上肢者。

二、诊断标准

1. 患肢发凉、疼痛、麻木、间歇性跛行；

2. 皮色改变、皮温低、患肢末端坏死或溃疡；

3. 动脉搏动减弱或消失，举足试验阳性；

4. 年龄在 20 ~ 40 岁之间；

5. 部分有游走性浅静脉炎史；

6. 除外硬化性脉管炎、雷诺病、无脉症等其他血管病。

三、治疗方法

根据临床表现，分为以下五型：

1.寒湿多于热型

主症：每行患肢麻木，冷痛困胀，间歇性跛行，趾指皮色苍白，足背动脉减弱或消失，口和，二便调。舌质胀大色红，苔白腻而滑，脉弦。

治则：通络化瘀，温经散寒。

方剂：桂枝加当归汤。桂枝、当归、赤芍、白芍、丹参、鸡血藤、地龙、红花、威灵仙、附片、牛膝、甘草。

2.热多于寒湿型

主症：每行患肢麻凉酸胀，间歇性跛行，足色暗红，足背动脉搏动消失，口渴思饮，便干或调，溲黄。舌胀大，苔黄腻微干，脉弦滑兼数。

治则：通络化瘀，清热解毒，佐以益气养血。

方剂：参竹合剂。党参、竹沥、黄芪、当归、金银花、香附、赤芍、白芍、川续断、皂角刺、穿山甲、重楼、生姜、甘草。

3.寒热过盛而化火型

主症：除上述症状外，患肢灼热剧痛，抱膝而坐，彻夜难眠，趾端坏死。舌胀大色紫暗，苔黄腻而干，脉弦数。

治则：活血化瘀，清热利湿，佐以益气养阴。

方剂：顾步汤加味。黄芪、党参、当归、金银花、石斛、赤芍、白芍、丝瓜络、玄参、桃仁、红花、野菊花、重楼、甘草。

4.燥盛伤阴型

主症：除上述症状外，患肢喜凉怕热，痒痛钻心，意识恍惚，高热烦躁，便干溲赤，纳差。

治则：滋阴降火，通络化瘀。

方剂：四妙勇安汤加味。当归、金银花、玄参、夏枯草、郁金、泽兰、黄精、甘草。

5.气血双虚型

此型为病已恢复或至晚期脾败胃衰阶段，一般以补益气血，佐以解毒之药。若全身中毒症状明显者，可按败血症处理。

四、治疗效果

1.疗效判定

治愈：临床主要症状（如麻、凉、痛、跛）基本消失，创面完全愈合，患肢侧支循环建立，血液循环无明显障碍，能进行一般工作或恢复原来工作者。

显效：临床主要症状显著减轻，静止痛消失，皮色皮温明显较前好转，创面完全愈合或接近愈合，血液循环仍有轻度障碍，能恢复轻度工作。

进步：临床症状减轻或改善，创面较前缩小，患肢皮色皮温有所改善，不能从事轻度工作，仍需继续治疗者。

无效：经治疗 1～3 个月后，症状与体征无改善，创面没有好转者。

2.治疗效果

132 例中经过辨证治疗，治愈 60 例（占 45.5%），显效 64 例（48.5%），进步 6 例（4.5%），无效 2 例（1.5%），总有效率为 98.5%。

主要体征恢复情况：患肢动脉搏动消失者 64 例，治疗后恢复者 43 例（占 67.2%）。趾指坏死者 60 例，治疗后愈合者 57 例（占 95%）。

五、病案举例

魏某，男，35 岁，汽车司机。

于 1965 年右小腿反复出现红肿块，继之每行则患肢麻凉酸胀，间歇性跛行。次年蹬趾冷痛加重，坏死，常抱膝而坐，彻夜难眠，意识恍惚持续三个月余。外院建议截肢，被拒绝而来我院。

查体：体弱，面色暗滞，右小腿肌肉萎缩，右蹬趾坏死，大量分泌物，右足背动脉及胫后动脉搏动消失。舌胀大色暗红，苔白厚腻而干燥。

辨证施治：此案属寒热过盛而化火型，予顾步汤加味，用黄酒 1

斤浸泡10小时后，加水煎服。3个月后症状显著好转。半年后可以步行，症状消失，已恢复工作。随访7年未见复发。

六、讨论和体会

1. 血栓闭塞性脉管炎

未见相应的中医病名记载，晚期似属"脱疽""脱骨疽""十指零落"的描述，早期似属"筋病"或"脉痹"的范畴。关于其生理病理、症状和检查等早在两千年前的《灵枢·逆顺肥瘦》中就有记载："夫冲脉者，五脏六腑之海也，五脏六腑皆禀焉。其上者，出于颃颡，渗诸阳，灌诸精；其下者，注少阴之大络，出于气街，循阴股内廉，入腘中，伏行骭骨内，下至内踝之后属而别；其下者，并于少阴之经，渗三阴；其前者，伏行出跗属，下循跗，入大指间，渗诸络而温肌肉。故别络结则跗上不动，不动则厥，厥则寒矣。"这段经文说明冲脉的下行支颇与下肢动脉的走行一致；其功能（渗诸阳，灌诸精；渗三阴；渗诸络而温肌肉）颇与血液循环功能相似；其病理改变（跗上不动，不动则厥，厥则寒矣）与血栓闭塞性脉管炎的临床症状极为相似。

2. 对病因病机的认识

本病因脏腑蕴热于内，寒湿侵袭于外，热与寒湿相互胶结，脉络痹阻，冲脉失养，气血凝滞而成。冷、痛、跛、腐是本病主症，其发生是气血凝滞，阳气不能下达的结果。"不通则痛，痛则不通。"不通为本，冷、痛、跛、腐为标，治疗中必须始终贯彻通络化瘀的原则。

3. 止痛问题

剧烈疼痛是本病的突出症状，患者往往因此而丧失治疗信心。能否制止疼痛是治疗成败的关键。止痛应分清寒热，"盖热毒之痛者，以寒凉之剂折其热，则痛自止也。寒邪之痛，以温热之药慰其寒，则痛自除矣。"（《外科精义》）早期未溃或溃腐较少者，疼痛较轻，多由寒湿凝于经络，致使脉络拘急作痛（血管痉挛），宜桂枝加当归汤，重用芍药、甘草以缓其急，再配以温通之品以散其寒。坏死广泛者，乃毒邪客于经络，宜用清热、解毒、凉血、活血药物，扶正以祛邪，疼痛自止。

4. 伤口处理问题

适时正确的伤口处理，对促进伤口愈合，缩短疗程，减轻患者痛苦十分重要。更换敷料时必须注意无菌操作，一般以香油纱布为佳。忌用腐蚀性、刺激性药物。对于坏死组织，应在控制感染和营养状态改善的基础上以蚕食的方法逐渐清除，不可操之过急。

5. 由于本病病程长，疼痛剧烈，易于复发，常常可使部分患者产生急躁或悲观情绪，因此治疗中必须注意患者的精神状态，鼓励患者主动配合治疗，也是十分必要的。

本文对 132 例血栓闭塞性脉管炎的中医药治疗的临床疗效进行了分析，对本病病因病机、分型治疗及止痛等问题略加讨论，并提出"冲脉失养"为本病的重要病机之一。

中西医结合治疗血栓闭塞性脉管炎笔谈
——外治疗法的应用

姜树荆

（《山东医药》1980 年第 8 期）

外治疗法与内治疗法结合，可以缩短血栓闭塞性脉管炎的疗程，提高疗效。

一、熏洗法

古称渍溃法，是用中药煎汤熏洗患部。

早期肢体发凉怕冷，疼痛，或恢复期仍遗留症状者，可用健步汤（芒硝、甘草）或活血止痛散（透骨草、当归尾、姜黄、海桐皮、威灵仙、川牛膝、苏木、红花等）熏洗。

肢体坏疽继发感染，当局限稳定，创口脓多，有坏死组织，或慢性溃疡久不愈合者，可用猪蹄汤（当归、白芷、蜂房、黄芩、花椒、甘草等）或解毒洗药（蒲公英、苦参、黄柏、连翘、金银花、白芷、赤芍、牡丹皮等）熏洗，然后常规换药。

应用中药熏洗，能够改善肢体血液循环，清洁创口，促进创口愈合。但肢体坏疽处于发展阶段或干性坏疽，均不宜熏洗。

二、围敷法

是将中药研细粉与油类煎熬，或调匀成膏，外敷于患处。

患肢局部红肿热痛未溃或已溃者，可外敷止痛消炎膏加铁箍散软膏。先将铁箍散软膏摊于消毒纱布上，约 0.2cm 厚，再在其上摊一薄层止痛消炎膏，约 0.3cm 厚，外敷患处。

肢体发生游走性血栓性浅静脉炎者，外敷铁箍散软膏，具有良好的清热解毒和消肿散结作用。

创口脓多和有坏死组织者，外敷全蝎膏，有去腐止痛的作用，亦可用 30% 黄柏溶液湿敷，或用大黄油纱布、黄芩油纱布换药。

创面微红，上复厚痂，肉芽不新鲜者，可外敷藤黄膏（藤黄、乳香、没药、黄蜡、香油）。

当创面肉芽组织新鲜，脓液很少时，可外敷象皮生肌膏，或用玉红膏油纱布换药。

三、掺药法

将中药研成细粉，撒于创口上，或掺于膏药内外敷。

创面坏死组织较少，有脓液者，可撒少许化腐生肌散，仍覆盖大黄油纱布；当创面干净，脓液甚少时，可撒布生肌散，覆盖玉红膏油纱布，以生肌敛口。

应选择无刺激性或刺激性小的外用药。去腐生肌药只要患者能够耐受亦可选用，但只有在改善患肢血液循环的基础上使用外用药，才能发挥治疗作用。

当使用药膏、药粉引起患者创口疼痛，或创面趋于愈合者，可用香油纱布或蜂蜡香油纱布外敷创面，以减轻刺激，促进创面愈合。